KBS 東医宝鑑 上巻

世界で初めて医学書分野で世界記録遺産に登載
韓国発の医学文化遺産が世界に羽ばたくとき！

KBS（韓国放送）特集「東医宝鑑」制作チーム ピョマンソクPD 著
市川 剛／朴 貞境 翻訳 曺 基湖／大村和弘 監訳

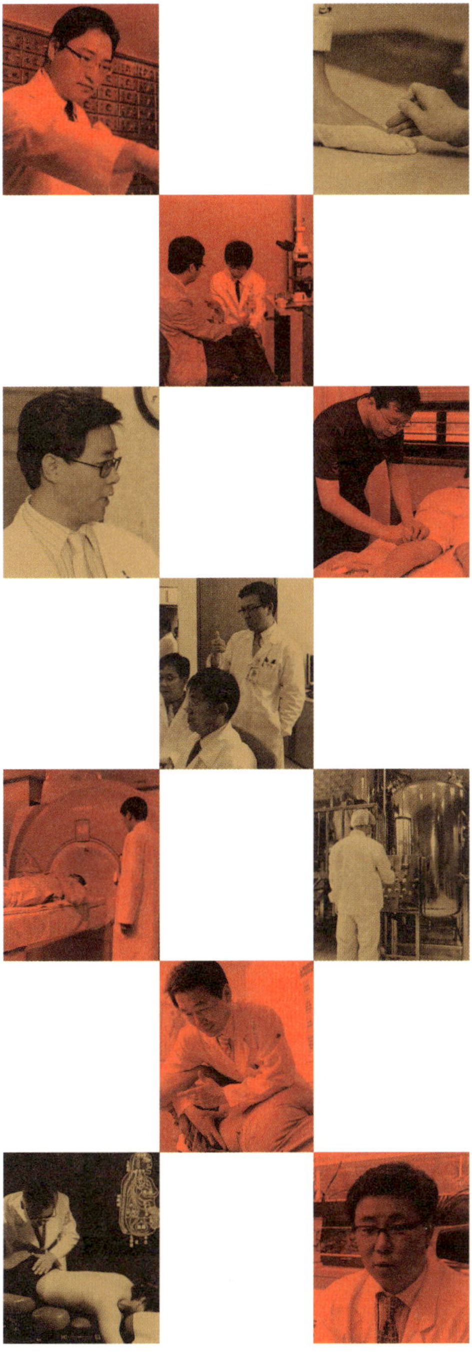

産学社
エンタプライズ

KBS 동의보감①

1판 1쇄 인쇄 | 2010년 11월 4일
1판 1쇄 발행 | 2010년 11월 11일

지은이 | KBS 〈동의보감〉 제작팀 · 표만석 PD

발행인 | 장상진
발행처 | 경향미디어
등록번호 | 제313-2002-477호
등록일자 | 2002년 1월 31일

서울시 마포구 합정동 196-1 2층 우편번호 121-883
대표전화 1644-5613, 팩시밀리 02-304-5613

ISBN 978-89-6518-009-8 14510
ISBN 978-89-6518-011-1 (세트)

※값은 표지에 있습니다.
※파본은 구입하신 서점에서 바꾸어 드립니다.

翻訳出版の意図

安倍首相と若き医療人の皆さんへ

安倍晋三首相にこの本を読んでいただきたい理由が2つある。

「調摂修養　薬石次之」、この8字は韓国の人気ドラマ許浚《ホジュン》の第37話「扁額暗唱1000回」に出てくる韓医学の本質を表したものだ。よい食べ物を摂って養生に励むのが第一で、韓薬材や鍼灸で治療するのは第二であるという韓医師への箴言である。

私は安倍首相とほぼ同時期（2000年前後）に同じ病気である潰瘍性大腸炎（UC）に罹り、同じ大学病院で同じ治療を受けていた。この病気UCは今も特定難病56疾患の一つで、当時「原因は不明だが薬はある難病」と医師から丁重な病名告知を受けた。結論から言えば、ある時期から処方薬をやめ、食べ物の改善により自力で完治させた。飲まなかったペンタサは、ミカン箱半分くらいたまり破棄した。

安倍首相の好物がカツカレー、焼肉、豚骨ラーメン、アイスクリームではUCになるだろう。韓医学は病気の予防が基本、難病に罹患しても食事の改善、韓薬材、鍼灸で対処できることがこの本に詳しく書かれている。

2つ目は、江戸時代の享保の改革。首相のアベノミクスの柱はリフレーション（通貨再膨張）と言われるが、日本で最初にリフレ策を採ったのが八代将軍、徳川吉宗である。享保の改革でデフレに陥った時に改鋳を行い、見事デフレ脱却に成功した。

慶應義塾大学の田代和生教授の研究によると、吉宗は朝鮮の制度や思想を参考に享保の改革を断行したという。吉宗は日本初の韓国マニアで東医宝鑑を座右の書にしたばかりか、一生をかけて朝鮮人参の栽培をしたり、東医宝鑑の理解のために朝鮮薬材と日本の薬材を調査し、医療を刷新した。

仮に首相が、「吉宗は朝鮮医薬のみならず、朝鮮そのものに強い畏敬の念を持っていた。300年の時を越えて私は吉宗と同じ策を講じている…」と朴槿恵大統領に語ったなら、日韓関係は大きく動くであろう。

日本の若き医療人には、サイエンスだけでなく医のアートを追求してほしい。最近こそ大学病院に漢方外来ができたり、医学部のカリキュラムに東洋医学が入っていたりするが、韓国、中国に比べれば圧倒的に学ぶ人が少ない。西洋医学はサイエンスが中心であるが、韓医学（韓国の東洋医学）は医のアートの面を重視している。

私と大村和弘医師（下巻の翻訳出版の意図を参照）は、日本に住む外国人のためのクリニックとして4/52クリニックを計画している。その任務の一つは、韓医学の日本への紹介である。慶熙大学韓医学部国際教育院の曺基湖院長と朴貞境助教との共同作業で『KBS東医宝鑑』を日本で翻訳出版することになった。韓医学紹介の第一歩である。

この本を読んで韓医学に興味を持った若き医療人の方々、皆さんにはすでに慶熙大学韓医学部で個人的に韓医学研修を受けられる道が開かれている。関心のある方は、慶熙大学韓医学部国際教育院にコンタクトしてみるとよいだろう。

この本が多くの人に読まれ、日韓が共に生きる時代が来ることを願っている。

2013年6月

医学部専門予備校YMS代表
4/52クリニック設立代表
市　川　剛

日本語版
推薦の辞

東洋医学新時代へ向け
韓医学・東医宝鑑を大いに活用しよう

もうずいぶん昔のことではあるが、北京で、中国、韓国そして日本の三国の代表による東洋医学によるがん治療のシンポジウムが開かれたことがある。

私自身、中西医統合によるがん治療を旗印にした病院を開設しており、しばらくは性急に中医学を吸収すべく足繁く中国詣《もう》でに現《うつつ》をぬかしていたので、当然のことのようにここに出席をする羽目になったのである。

このシンポジウム開催にあたっての私の認識としては、中国は本場の中医学、韓国は中医学をそのまま踏襲しての中医学の伝承、わが国は日本漢方に中医学をプラスせるものというものであった。

ところが蓋を開けてみて驚いた。本場の中国よりも、これを受け継いだ韓国のほうが中医学の伝統をしっかりと守り、より真摯に実践していると思えたのである。そしてこれを兄じゃ人としての余裕とご舎弟の礼節の然らしめるところと理解したものである。

しかし、このたび許浚《ホジュン》の『東医宝鑑』の一内容に接するにあたって、この歴史ある本の存在が、韓医学のあの厳しさをもたらした最大の要因であることがわかった。

さらに許浚は中医学を正しく伝えようとしただけではなく、瓊玉膏《けいぎょくこう》や人参養栄湯の処方に見られるように随所にその創意工夫をちりばめている。しかも中国の医師にも、この本を参考にしている人が少なからずいるというのだから頼もしい。

一方、わが国の医学史に目を向ければ、徳川吉宗が八代将軍の座についた翌々年の1718年に対馬藩主が『東医宝鑑』を献上、吉宗は以後これを重用しながら医療改革を進めたという。

このように、中韓日三国は互いに切磋琢磨しながら力を合わせ東洋医学新時代を築いていく定めを負っているのではないだろうか。

折りしも世界の潮流は統合医学へと向かい始めた。まだ紆余曲折を経るとしても、方向性は定まった。歴史と体系を有する代替療法の雄としての韓医学を、中医学，アーユルヴェーダ，ホメオパシーなどといっしょに大いに活用していこうではないか。

そのためには、まずは『東医宝鑑』をじっくり読む込むことだ。きっと新しい地平が開けてくるにちがいない。

亦楽しからずやと言うべきか。

2013年6月

帯津三敬病院名誉院長
日本ホリスティック医学協会会長
帯　津　良　一

プログラム

KBS特集ドキュメンタリー東医宝鑑
ユネスコ世界記録遺産登載申請記念

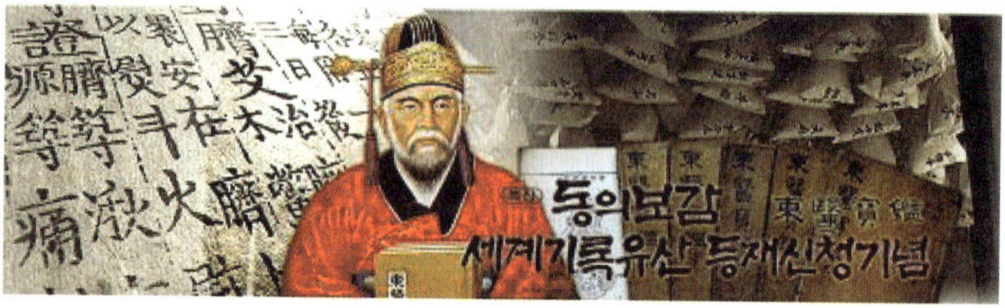

ユネスコ世界記録遺産に登載申請

このプログラムは2009年7月30日および8月6日に1〜2部に分けて放映された特集放送を編集したものです。同年8月1日はユネスコの世界記録遺産登載が決定する日でした。

文化財庁と保健福祉部、大韓韓医師協会などが、この間に東医宝鑑をユネスコ世界記録遺産に登載させるために申請書を出すなど、多くの努力をしてきており、このような事実を知るほどに制作陣も東医宝鑑と韓方の優秀性をもっと知らせなくてはと考えるようになりました。

同年7月29日〜31日、カリブ海バルバドスの首都ブリッジタウンで開かれたユネスコ国際諮問会議。この会議で、東医宝鑑をはじめとして、各国が申請した55件の記録物に対して、登載審査が決定されることになりました。

もし東医宝鑑が世界記録遺産として登載されるなら、医学書としては最初の世界記録遺産となります。その上、『訓民正音』と『朝鮮王朝実録』、『承政院日記』、『朝鮮王朝儀軌』、『直指心體要節』、『海印寺高麗大蔵経および諸経板』など、すでに指定されている6件の世界記録遺産に続いて計7件の世界記録遺産を保有する国家になるのです。2009年基準で、ドイツとオーストリアがそれぞれ10件、フランス6件、中国5件、英国2件、そして日本はまだ1件もない実情に比べて、韓国は7件も保有する世界記録遺産強国になるのです。

UNESCO
United Nations
Educational, Scientific and
Cultural Organization

Memory of
the World

東医宝鑑　その歴史的真実を知らせる

この東医宝鑑の世界記録遺産登載決定を前に、KBSは韓国の偉大なる医学文化遺産である東医宝鑑をきちんと知らせなければならないと考えました。東医宝鑑が広く知られていることはあっても正確な実体や歴史的、遺産的にどれほど大きな価値を持っているのか正確に知らせることこそが、皆で合意した考えでした。依然として今日でも、臨床的な効果を立証しつづけている東医宝鑑。それを科学的に検証して、プログラムを通じて全国民に東医宝鑑に対して誇りを持ってもらうということがプログラムの意図

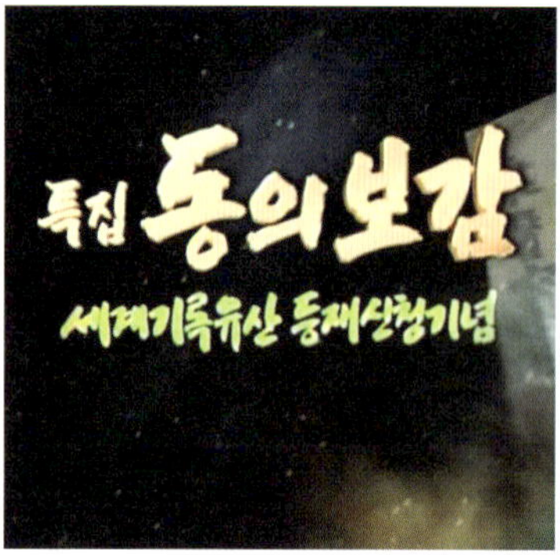

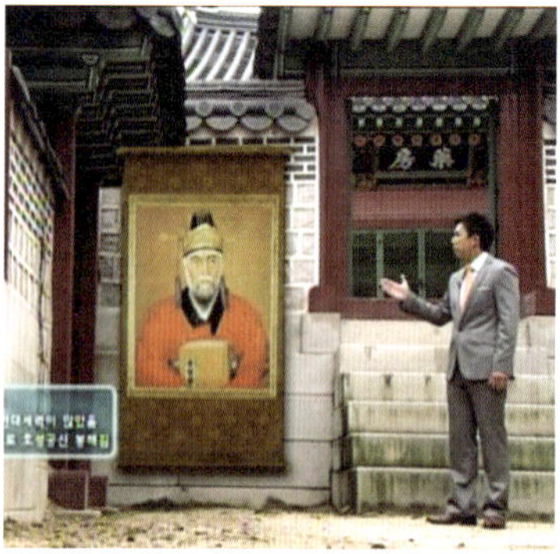

でした。

豊富なグラフィックで視聴者がより身近に

放映にあたっては、特に当時の状況をもう少し新鮮に見せるために多様な立体アニメーションを多く活用しました。

許《ホ》浚《ジュン》が生きていた当時の面影や過去の記録を再現して、視聴者には見慣れない概念をもう少し簡単に説明するため、多様な３Ｄグラフィックとアニメーションを使用しました。

このような効果は、視聴者がもう少し分かりやすく身近に、許浚と東医宝鑑を感じるために行った方法なのです。

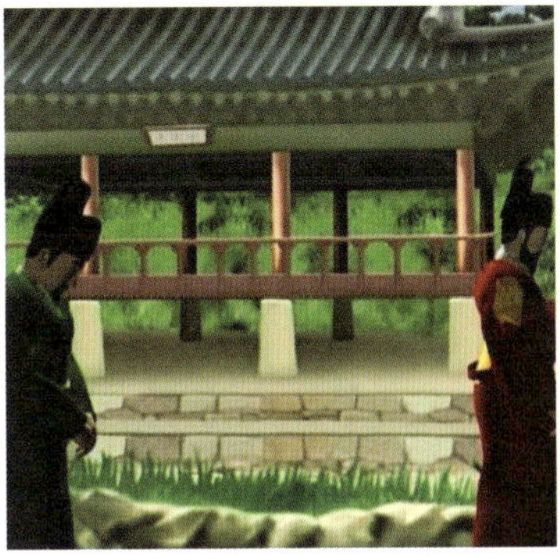 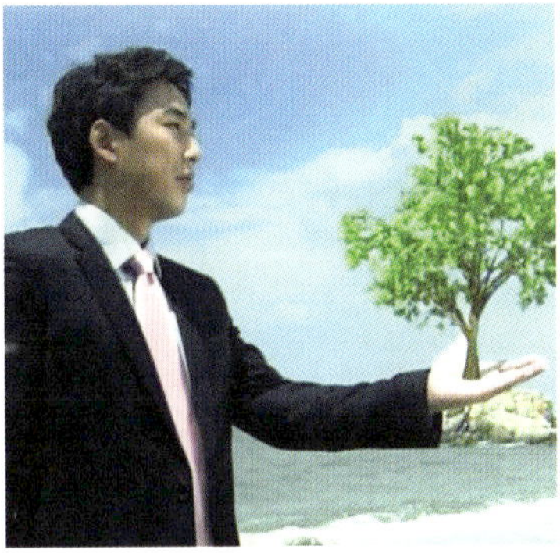

幸い、第１部が放送された翌日、東医宝鑑の世界記録遺産登載が決定し、本プログラムを通じて、東医宝鑑を見直すようになったとの視聴者の声が増えて、このような制作意図がある程度果たせたという思いは正直残っています。

推薦の辞

現代医学の難題に
挑戦する韓医学

私がピョ・マンソクPDに会ったのは昨年のことでした。その時は東医宝鑑がまだユネスコの世界記録遺産として指定される前だったのに、東医宝鑑の優秀性を知らせるプログラムを作っているということでした。そして東医宝鑑から始まった韓方が、最近はどのように活用されているのかを知らせたがっていました。

普通、病院といえば洋方（西洋医学）を当然のように思い出す今の時代に、韓方の効果を科学的に証明し、これまで韓方に対して持っていた誤解を吹き飛ばしたいというピョ・マンソクPDの考えに、私も快く同意しました。

通常、韓方，韓薬，韓医師といえば、脈を取り、補薬（健康を増進させる薬）を出すことと大部分の人は考えているでしょう。若い人たちも、時たま足が疲れ、肩が凝ったら鍼を打つことはあっても、韓薬，韓方治療に対しては否定的なこともあるのが事実です。さらにこの韓方で、がんのような疾患を治療することは、話にもならないと考えているでしょう。

私が10数年前に最初にがん患者を受け持ち、ネクシア（漆抽出物）を利用した韓方薬材と鍼、灸で治療をしようとした時、他の人たちの反応もそれと違いはありませんでした。

私もまた、周囲の人たちががんという疾病で亡くなった経験があって、何より苦痛にうめく患者をそのまま見届けるのはつらいことでした。洋方が壁にぶちあたった時、韓方にその解決の糸口を見出そうとする研究が幸い良い結果を出して、何より苦痛から抜け出し明るくなった患者に向かい合うことは、医師として大きな喜びでした。

しかし、この結果をもたらすまでの気苦労は、到底語ることができません。数年間の臨床治療を集め、発表して論文を出しても根拠が希薄だったり、臨床方法がうまくいかなくて批判や誤解を受けたり、そのうえペテン師などという汚名を着せられた日もありました。

近年は、このような誤解の多くが消えていきましたが、まだ大部分の人たちが韓方の効果と優秀性に対して誤解しているようで残念に思うことは多々あります。

私は、韓医学が病気と闘う上で確実な効果があることをSCI論文で様々な例で証明したり、がんだけでなく中風*、顔面麻痺など多くの疾患において優秀な効果があることを確信しています。そして東医宝鑑がすべてのことに答えを出す鍵になると考えています。ただ、私たち子孫たちがこれをきちんと読み、解明できないでいるだけであると思います。

むろん韓医学は万能ではありません。韓医学にも欠点はあります。即座の手術が必要だったり、抗がん剤副作用のない治療がうまくいくなら、洋方の方がより早い治療効果を出してきます。

しかし、薬物耐性、すなわち抗生剤や抗ウィルス剤、抗がん剤に耐性が発生して、それ以上の治療効果を期待できない疾患に、韓医学が代替医療になる可能性が広がっています。同様に、疾病の痛症緩和と再発、転移防止にも大きな効果を見ることができます。

許浚《ホジュン》先生は、陰陽の調和を強調しました。それは洋方と韓方が調和をなし、互いに不足するものを補い、より優れたところを学びあうなら人々にもっと大きな助けになるという意味ではなかったでしょうか。このような祖先の意志を、子孫たちが推し量れないようで重苦しい気持ちです。

このような時に、韓方の科学化と世界化の声をあげる人に会えたことは、本当に嬉しいことです。私は患者を世話し、研究をする医者であるため臨床で最善を尽くすことは当たり前ですが、このような我々の考えと韓医学の優秀性を知らせることができるなら大変ありがたいことです。

東医宝鑑には韓民族5,000年の歴史が込められていると私は考えています。この本が書かれてから今まで400年しか経っていませんが、この本に込められた内容は韓民族が口から口へ伝えに伝え、蓄積した5,000年の知識なのです。このような知識をよく整理して取り込んだ、許浚先生の執念とその膨大な内容に、私はただ驚くばかりです。そして、このような大切な資産を、私たち子孫はどのように活用し進むのかということは、今後の私たちに対する残された宿題であると思います。

このような思いを、放送にすべて入れることができないといって、ピョ・マンソクPDは惜しんだのですが、幸いにも内容をすべて補充する本を発行することになり、本当に心から喜ばしいと感じています。

そしてこの本を通して読者たちが我らの韓方に対して正しい理解をしていただくとともに、韓医学と東医宝鑑の優秀性をもっと考えてみる契機になることを望んでおります。

* 注…脳血管障害の後遺症

江東慶熙大学韓方病院
総合がんセンター　センター長
（現檀国大学副総長）

チェ・ウォンチョル博士

序文

東洋医学の大碩学、許浚
彼の執念の産物、東医宝鑑

韓方治療を受けたことのある人もそうでない人も、東医宝鑑という言葉を聞いたことのない人はいないでしょう。この薬材はどこが良くて、またこの処方は数百年伝わる秘密の処方だと言ったときに、それはどこで聞いたのかと尋ねてみると、結局すべて東医宝鑑に由来しているのです。このような韓医学関連の固有名詞のうちの一つとして、東医宝鑑ほど私たちに慣れ親しんだ言葉はありません。

しかし人々に、東医宝鑑がどんなものかという質問を投げかけてみても、残念ながら答えることはできないでしょう。大変親しんでいても、どんなものであるか詳しくは分からない、距離のある東医宝鑑。口伝を重ねていても実体が出てこない本。私にとっても、東医宝鑑は親しみがあってもほとんど見ることのない、まるで後ろの棚に飾ってある族譜（家系譜）のような感じがしていました。

私は、後ろの棚に飾ってある東医宝鑑に対して、いつも気掛かりではありました。大人になったら、自身のルーツを知るために、必ず読まねばならない族譜のように、東医宝鑑の精読は、いつか解き明かさなければならない義務のように心に残っていました。

そうした折の2009年4月、文化財庁で東医宝鑑をユネスコの世界記録遺産に登載するため準備をしているという話を聞きました。

ある日、保健福祉家族部（現保健福祉部）傘下にある東医宝鑑記念事業会から、あるお方が放送局にお見えになりました。私は、7月末に東医宝鑑の世界記録遺産登載可否が決定されるので、その時期に際して、東医宝鑑特集放送をしたらいいという意見を出しました。こんな時でもなければ、東医宝鑑を精読できないと考え、私は千載一遇のチャンスを掴みました。しかし、それはそんなに甘いものではありませんでした。私の野心に満ちた覚悟をずっと飛び越えた膨大な量の東医宝鑑に対して、虎を猫と見間違えるように簡単に考えた代価をこっぴどく支払うことになりました。

許浚《ホジュン》先生は東医宝鑑を完成するまで、彼の人生をかけました。東医宝鑑の著述になんと14年という歳月を費やしています。彼は壬辰倭乱《じんしんわらん》（文禄の役）と丁酉再乱《ていゆうさいらん》（慶長の役）を経験して流刑所に着き、困難の中、自身の70年の人生を投入して東医宝鑑を著述しました。

一人の男の執念が込められた東洋最大の著書を3か月で整理して放送します。

昔、土の家を造るのに約1か月から3か月かかりましたが、まっすぐな家になるのかならないのか、穴蔵になるのかは骨格をどのようにして、どのように造るのかで変わりました。家を造る場合、まず土の壁を作ることになります。壁が建つ場所にキビの茎や萩などで骨格を造り、固定して両方の面に土を思い切り叩きつけ塗るのですが、万が一骨格がなければ土がパラパラと落ちてしまいます。

私は放送が、骨格のない家になるのか心配になりました。木材や鉄骨を使うなら家はもっと丈夫になりますが、そのような家を造るためには、あまりにも時間がギリギリでした。機会があれば、もっと余裕のある準備をして制作に臨むでしょうに、当時私に与えられた時間はわずか3か月でした。これでは私がどのようにやれるのか考える余地がありませんでした。ただ、萩の骨組みに力いっぱい土を叩きつけて壁を造るしか・・・。

一部の知識層では、許浚先生の東医宝鑑は単純に中国の医書を引用して整理した本にすぎないと言う人もいました。許浚先生が中国医書だけでなく韓国医書も引用して東医宝鑑を完成させたと明かしていますが、後学の人が引用した本を分析して統計をとると1000冊余りにもなりました。我々は、この1000冊余りの分量よりは、その多くの本をよく理解し、整理したことに焦点を当てなければなりません。

許浚先生は、膨大な医書をきちんと読み、自身のものにしただけでなく、当時横行していたすべての処方を選び集大成しました。何より処方をそのまま書き写しただけでなく、自身の人生を通じて会得した臨床的な経験と知識を総動員して玉石を選り分けています。これが重要でした。多くの患者たちを治療しながら会得した洞察力で、東洋医学の神髄を選び抜き整理しました。これは14年にわたり続けられました。実に素晴らしい仕事ではありませんか。中国が自慢する『黄帝内経』も、実は多くの先代医師たちが磨きつくした知識と経験を黄帝と岐伯《ぎはく》の口を借りて整理した医書と言えます。

東洋医学史を見通しているマルタ・ハンソン博士（米国アンダーソンがんセンター）が「許浚先生は誰が何と言おうと、17世紀東洋医学を整理した大碩学であり、彼の膨大な医書に対する知識と情熱によって『黄帝内経』以降の東洋医学の一つの区切りをつけた偉大なる本、東医宝鑑が誕生した」と激賛したことを、我々はよく考える必要があります。

多くの韓医学の学徒たちが東医宝鑑について研究を行っており、この瞬間にも多くの人が東医宝鑑に対し分析したり、また研究したりしています。しかし、まだ我々は東医宝鑑25巻全巻をハングルで翻訳した本を探すことができません。ただし、北朝鮮では一つ翻訳本が出回っています。それは後世の人の誤訳によるものです。

私は放送を通じ、許浚という人物と許浚の考える人体観、そして現代にも活用できる東医宝鑑の処方症例を見せてあげようとしました。しかし、欲がすぎて私が置かれた現実を充分に理解できていませんでした。そして、見せてあげようとしましたが、見せてあげられなかった内容をもう少し詳しく見せようと、放送できなかった話をこの本を通じてすっきり語ろうと考えます。このことで、東医宝鑑がどんな本で、また許浚先生が具象化した養生観に対し、読者の皆さんがよく理解できることを願っています。

2010年9月

KBS教養制作局　ピョ・マンソクPD

目次

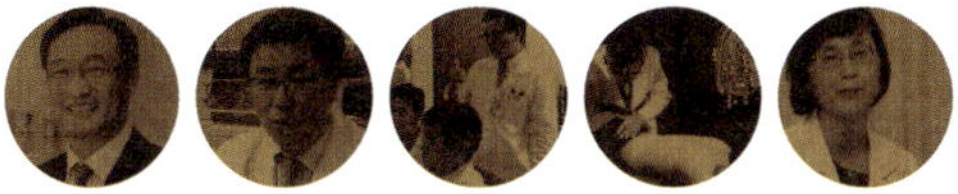

KBS 東医宝鑑

第3章 現代化された韓医学が世界に進出する

第4章 健康に生きるということ

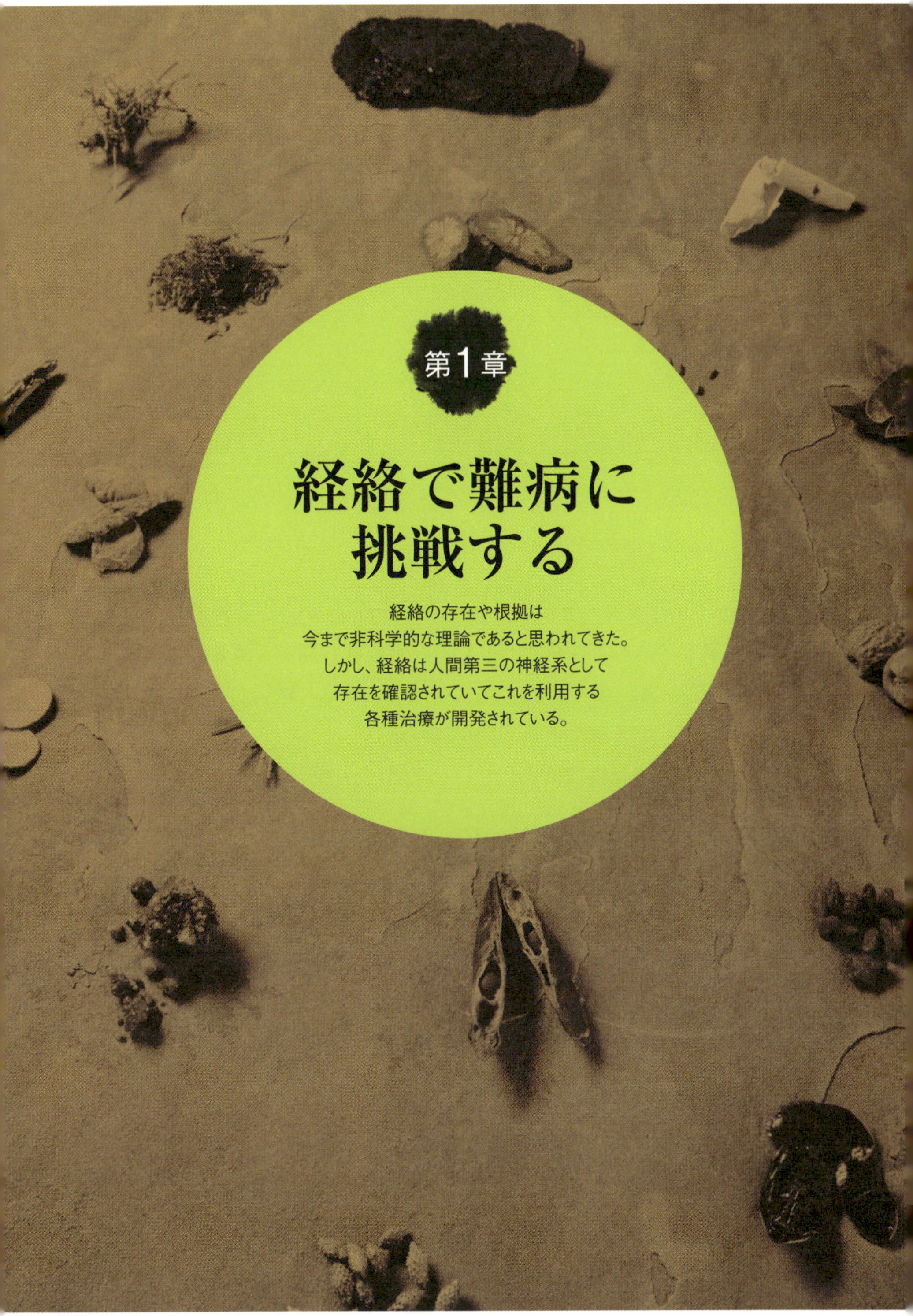

第1章

経絡で難病に挑戦する

経絡の存在や根拠は
今まで非科学的な理論であると思われてきた。
しかし、経絡は人間第三の神経系として
存在を確認されていてこれを利用する
各種治療が開発されている。

1 人間第3の神経 経絡の存在を明らかにする

東医宝鑑は精・気・神に長寿の秘密があることを強調しながら、独特の人体図を提示している。言うなれば身形臓腑図であるが、五臓六腑と養生のため、気を修練する時、精気が上がったり下がったりする道である三関が描かれている。

私は、この脊椎に描かれている三関(玉枕《ぎょくちん》関、轆轤《ろくろ》関、尾閭《びりょ》関)は一種の経絡であると考えている。東医宝鑑のあちこちにこの経絡を利用する処方が見られるが、人体の内部を扱う内景編では、一時的にのどが嗄《か》れてしゃべれない場合に、足少陰腎経脈に鍼を打つとしている。しゃべれな

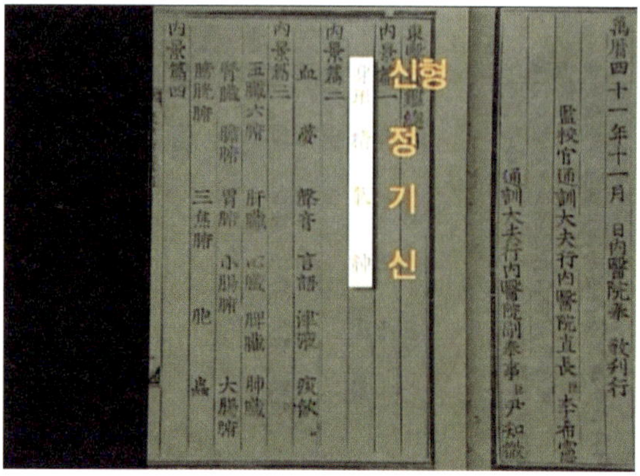

東医宝鑑…長寿の秘密は精・気・神にある

くなるのは、濁った気が上に突き上げ、舌の方に集まっているもので、足少陰腎経脈は舌とつながっているため、この血脈の左右に刺して、悪い血を出すと悪い気が抜け出て、しゃべれるようになるという。東医宝鑑の鍼灸編には、十二経脈と奇経八脈、十二経筋など、様々な経絡について詳細に言及されている。

陰陽五行をはじめ経絡の世界まで広がっている東医宝鑑は、歴代医方という目録を記して186種の医書を引用したと明らかにしている。この医書には『黄帝内経』の「霊枢」「素問」を筆頭に、張仲景の『傷寒論』、華佗の『難経』など、当時の中国医学の神髄として挙げられている。この医書ではやはり経絡に関して子細な説明がしてあって、現代でも盛んに利用されている。

昔から鍼は筋肉痛症、炎症治療に大変卓越した治療法だと知られている。鍼は経穴（ツボ）、すなわち経絡を刺激して治療する医術だ。そうであるならば、この経絡というものは、やはり存在しているのだろうか。

数多くの科学者たちが、この経絡の存在を確認するために努力している。韓医学界では、すでに数千年間、人を対象として治療してきた経絡は存在していると言う。

経絡は特に、鍼灸分野で多く活用されてい

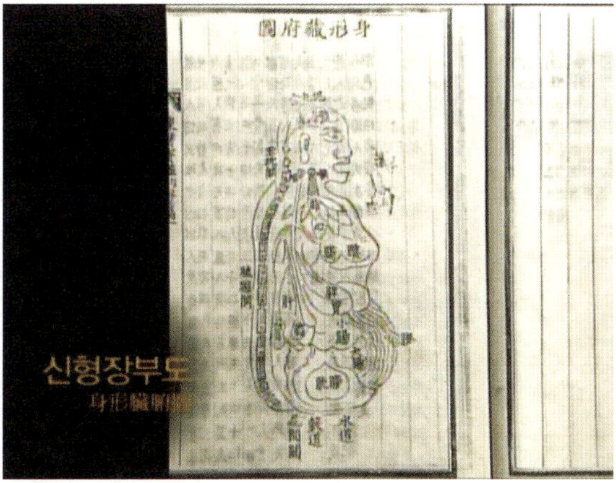

東医宝鑑に書かれた身形臓腑図

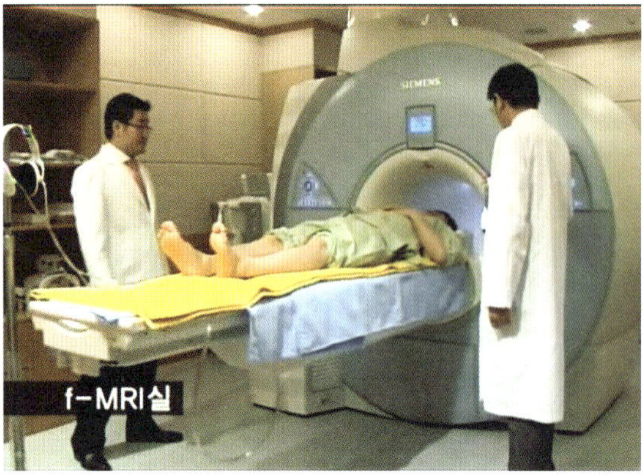

実験に使用したｆMRI

て、反復的な施術によりこの効果が卓越していることは、現代の医学界でも認めるところだ。

しかし、未だかつて肉眼で確認されたり、科学的に立証が再現されたりしたことがない。

私は科学的に経絡の実体を明らかにしたいと思った。特にCTやMRIなど映像医学の力を借り、経絡の有無を調べたかった。これに関する資料を探している途中で、私は偶然に国内のある病院で、間接的ではあるが経絡の実在を確認したという記事を目にした。

カトリック医科大学神経外科ジョン・シンス教授と東緒韓方病院パク・サンドン院長などが共同研究で陽陵泉という経穴に刺しこむ鍼術が、脳卒中治療に効果的であるという内容を発表したも

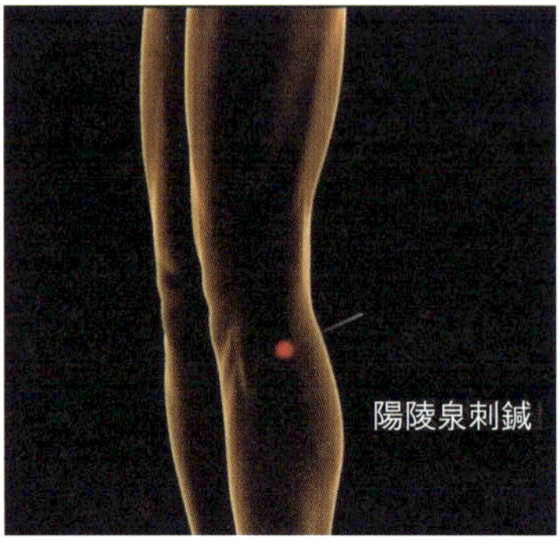

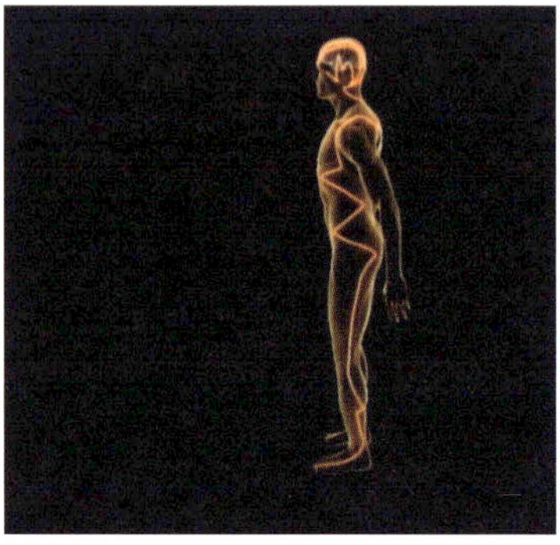

中風治療経穴である陽陵泉と、脳に連結している経絡である足少陽胆経

のだ。

韓方では、脳卒中で一方の手足が麻痺したら鍼を打つ。しかし、現代医学では鍼術効果は半信半疑である。手足に鍼を打っても脳機能は活発化されないというのだ。カトリック医科大学神経外科チームと東緒韓方病院チームは、韓方の中風治療のツボである陽陵泉に鍼を打つ時、ｆMRI（ファンクショナルMRI）を利用して脳の運動皮質が活性化するかどうかを探ってみた。

東緒韓方病院パク・セジン副院長は、陽陵泉の経穴（ツボ）が包含している足少陽胆経という経絡は、目から始まり、頭の側面を通って人体の側面を巡行していると説明した。

そのために、頭にも作用する八会穴というツボを刺激するそうである。運動神経を担当している八会穴の中の一つである筋会穴がまさに陽陵泉であるが、昔から運動障害やいろいろな筋肉疾患を治療できると知られており、特に脳卒中で半身不随になったとき、曲池穴と一緒に使われる代表的な治療穴である。東医宝鑑鍼灸編を見ると、陽陵泉は筋会穴で筋肉関連疾病を治療するものと記されている。陽陵泉のツボは、膝の外側に位置していて、このツボの横にある骨が丘のように飛び出しているので、陽陵泉と呼ばれている。

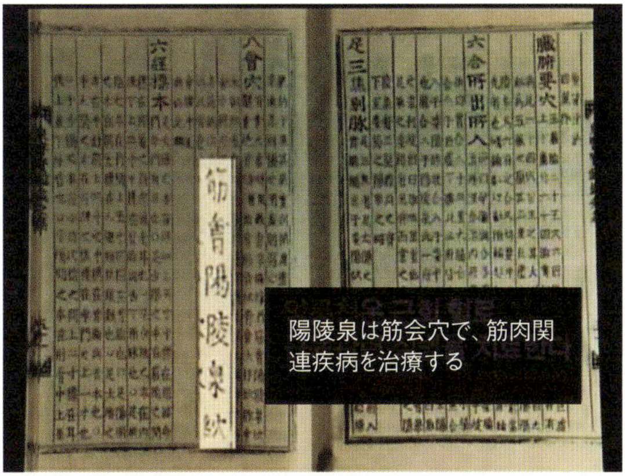

東医宝鑑に記録されている陽陵泉の説明

このツボには肝と胆の熱を取り除き筋肉の

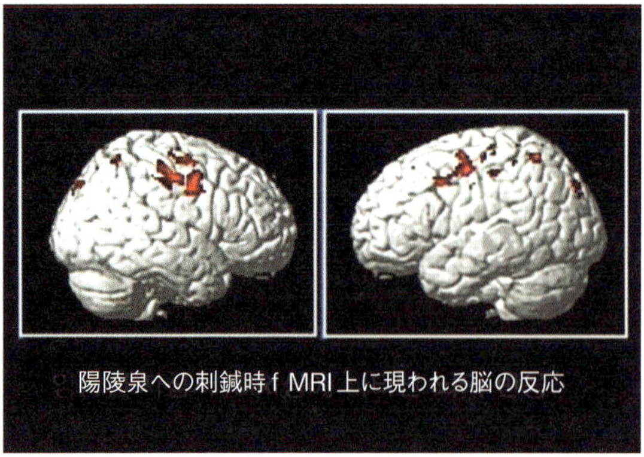

陽陵泉への刺鍼時におこる大脳運動皮質の活性化の反応

緊張を緩め、関節をうまく動かせるようにする効能がある。陽陵泉を鍼で刺激すると、足少陽胆経という経絡に沿って、側頭と目、耳、発熱、精神病を治療するものと東医宝鑑は記している。

たぶん鍼刺激が脳神経に伝達され、筋肉と脊髄、脳内で化学物質を分泌するものと考えられる。脳は反対側の人体を管掌するため、東医宝鑑でも右側の麻痺が来たら左の陽陵泉に鍼を打つように書かれている。共同研究チームは被験者20名を2グループに分けて、陽陵泉と陽陵泉以外の経穴に鍼を刺し、ｆMRIで脳の運動皮質を調べてみた。この結果研究チームは、陽陵泉の刺激時に、脳の運動皮質が活性化することを目で確認することができた。

このような結果を通して、部分的にではあるが、経絡の存在を確認することができたのだ。

この実験に参加したカトリック医科大学の神経外科ジョン・シンス教授は、経絡という一つの仮説が存在しているという所感を明らかにした。

インタビュー

カトリック医科大学神経外科教授
ジョン・シンス 博士

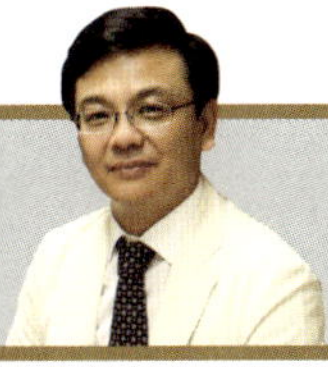

PD　現代医学では、手足は脳に命令できず、脳だけが手足に命令できると考えています。ところが鍼を刺すときは、手足から脳へ信号が逆に伝達していると考えていらっしゃいますか？

ジョン・シンス教授　そのとおりです。個人的にまだ浅い知識ではありますが、第3の経絡があるのか、そのことはまだよくわかりません。しかし我々のデータ結果によるなら、とにかく末梢から運動神経と連結している何かがあるのではないかと考えています。

PD　それなら陽陵泉以外の違う経穴に鍼を打って、まったく同じ現象が起きましたか？

教授　いいえ。我々は陽陵泉近くのツボでないところに鍼を打ったときには、脳が活性化しないということも確認しました。陽陵泉に鍼を打ったときだけ脳組織が活性化し、そうでないところにはどんな変化も起きませんでした。

PD　今後はこれについて、どんな研究をなさる計画ですか？

教授　私は韓医学に対する深い知識はありません。しかし、韓医学のよい治療法が科学的に立証されなければならないと考えています。

　これは、たぶん韓医師たちの努力だけではむずかしいことです。韓医師たちと科学者、そして西洋医学に携わる多様なグループが多角的に協力したなら、世界的に競争力のある新しい治療法を開発できるのではと思います。特に、現代医学の長所と、まだその実体が明らかにされていない韓医学が統合されなければなりません。そうすれば、もっと病気の治療に近づけると思います。そのような考えで今回の研究を始めたのですが、だからといってものすごい計画を立てているわけではありません。

PD 教授は西洋医学の医師でありながら、どのようなきっかけで鍼に関する研究を始められたのでしょうか？

教授 最近、西洋医学でも鍼の根本的な原理を用いて科学的データを作り施術をしています。たとえば難治性てんかん症をもつ患者のために"迷走神経刺激術"というものがあります。今まで、てんかんは薬の服用と脳手術以外に特別な治療方法が無く、それさえも薬や手術で治癒されない難治性てんかん症患者が20%にも及びます。この治療法はアメリカで開発された装置で、左胸上部に電気発生器を挿入し左首にある迷走神経に電極を押し巻き、微細な電気刺激を与え発作を調節します。私はこの医療機器が東洋医学の原理を活用したものだと考えます。韓方ではすでに使用している電気鍼を内蔵形に変えたものと見ています。

このような韓方の施術法を科学的にバックアップすれば、韓医学もある程度競争力を持つ治療法になるのではと考えました。そして、数千年間効果があると思われてきた鍼を利用したときに、科学的に脳運動皮質や脳組織に活性化が起こるかを研究してみたいと思ったわけです。

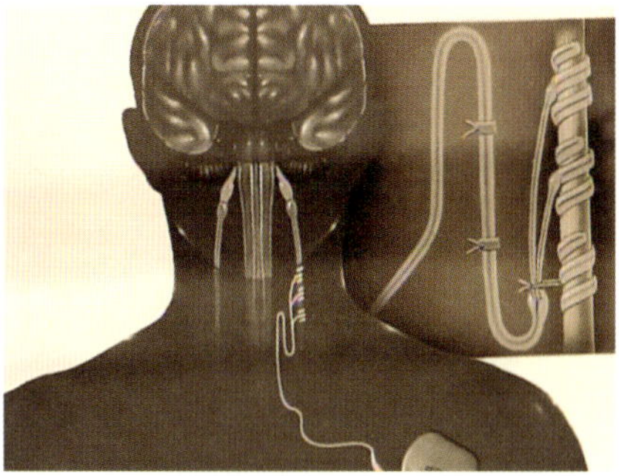

てんかん治療装置である迷走神経刺激術

PD　MRI写真で実験前後を見たのですが、どの原理が働いているか、実際に脳皮質が活性化されたか否かを説明していただけますか？

教授　今回の研究実験ではf MRIのツールを使用しました。脳組織のある部分が活性化されたとき血流量が増加することがわかりました。それを利用し鍼を打ったときに、どの部位の脳組織が活性化するかを測定したものです。データによると右のGB34という部分、韓方で言う陽陵泉を刺激したときに右脳の運動組織が活性化することを確認できました。右脳は人体の左側を管掌します。鍼術でも左に麻痺がある場合は右に鍼を打つようにしていますが、おそらくこのようなことをすでに把握した上での方法ではないかと仮説を立てることができます。

PD　このような内容は約400年前に執筆された東医宝鑑にも出てくる内容で、このことは事前に知っていらっしゃいましたか？

教授　私たちには韓医学の知識がありません。それで健康な側にせよ片側にせよ、麻痺が起きた側に鍼を打つかそれとも反対側に打つかなど、その内容は知りませんでした。韓医師たちと討論する過程で、東医宝鑑や『黄帝内経』の記録によると麻痺する反対側に鍼を打つ方がより効果があると言われ、現在も半分以上が反対側に鍼を打っているという事実を聞きました。

正確な韓方のメカニズムは知りませんが、私はこのデータが東医宝鑑の理論を裏づける証拠になるのではと考えています。実験を始めるとき、私はこのような事実をまったく知らなくて、あとでデータを分析し討論する過程でいろいろな新しい意味を知るようになりました。個人的にも相当に重要な意味がありました。

PD　このたびの実験でどのような感想を持たれましたか？

教授　韓国における伝統韓医学もその水準と実力が優れていて、独創的な点を持っている事実を知ることができました。このような点は西洋医学と科学的に統合協力して、疾病治療にもっと役立つべく医療分野が発展できる契機になるならいいと思います。

§　§　§

実際に韓方を、洋方を使って立証することは、洋方と韓方が二元化する私たちの医療システムでは珍しいことである。プログラム計画段階で韓方の優れた点をどのように立証するか困っているときに、このようなジョン教授の研究結果は私にとって相当な励みになった。私はジョン教授との出演交渉がうまくいかなかったらどうしようと心配であった。普通、西洋医学の教授は韓医学研究について言及することを避けているからである。

しかしジョン教授は浮世離れした“洋韓方分割”構図を無視して、KBS制作陣のインタビューに快く応じてくれた。このような方たちが今後もう少し増えて、韓国の医学と医療体系がもっと発展してくれることを私は願っている。

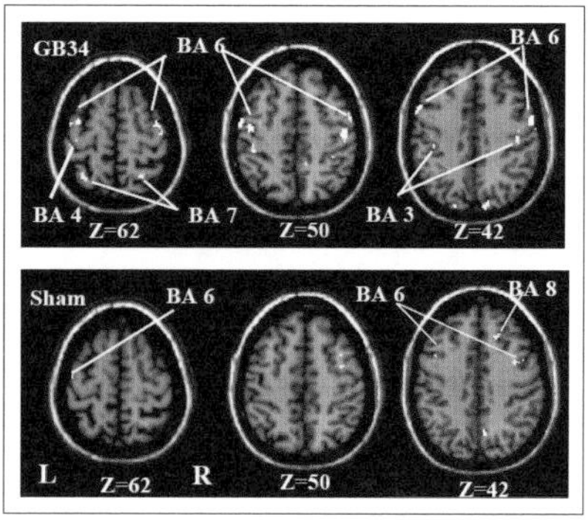

論文に掲載された運動皮質の活性化の様子

この研究内容は、東洋医学の最高権威誌である『アメリカ・オブ・チャイニーズ・メディスン』に掲載された。

この間、経絡に対する論議が多かったが、実際人体から経絡と経穴の存在が立証されたのは今回が初めてである。

また麻痺がある反対側に鍼を打たねばならないことは、東医宝鑑の内容が科学的に立証される契機にもなった。

経絡の存在有無に対する論難はまだあるけれど、私たちはこのような実験を通して経絡の存在をある程度は認定することになった。

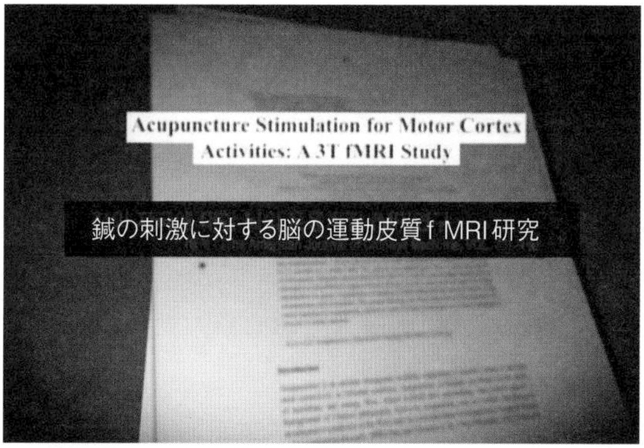

論文に掲載された陽陵泉刺激効果

解剖学では、ふつう神経が脳から全身に出ていると見る。すなわち脳から命令を出し、末端を管掌する手足を動かすのであり、手足などから逆に脳に戻る神経系は無いと認識している。ただ、このような経絡はその反対の結果に見える。これは現代医学ではまだ説明できない部分である。しかし、このような部分を新しい仮説で裏づける主張がソウル大学韓医学物理研究室ソ・グヮンソプ教授から出てきた。

ソ・グヮンソプ教授は、経絡を通じてどのような形態の気が流れるかを研究している。彼はステムセル（Stem Cell）、つまり幹細胞に注目した。ステムセルは細胞を新しく再生できる能力を持った細胞で、糖尿病のような慢性疾患から脊髄下半身麻痺患者、がんまで征服できる細胞と知られている。ソ・グヮンソプ教授は経絡が一種のステムセル、つまり幹細胞ではないかという推測をしている。

ソ・グヮンソプ教授は現在、“経絡を流れるサンアル*（生命の粒）のDNAが持つ生命情報とサンアルが放出吸収する光（biophoton）の複合体”が気という仮説を公開している。要約すると、気はDNAの生命情報と光のエネルギーというものだ。それは、神経回路やリンパ路と違う別途の回路を持っていて、その内側にはサンアルというさらに小さい単位のDNAがすなわちステムセルであり、そのステムセルが通る経路が経絡であるという。

循環系	内容物	機　能	意　義	
第１循環系	心血系	血　液	酸素、栄養など輸送	既存の西洋医学
第２循環系	リンパ系	リンパ球	免　疫	
第３循環系	ボンハン** 経絡	サンアル（生命の粒）	細胞再生	新しい発見

ソ・グァンソプ教授の仮説：小さな単位のDNAであるステムセルは、細胞を再生する能力を持っており、このステムセルが通り過ぎる経路がすなわち経絡になる。

このような仮説を土台にするなら、末梢から逆さまに脳に刺激が上って行く経路が、つまり科学的に正確に説明することはむずかしいが、経絡であって、その効果をジョン教授チームは“陽陵泉刺鍼時、脳運動領域の活性化”ということで、ある程度証明したのである。

まだ多くの人々は韓方を非科学的としている。しかし、医療チームが協力して精密な機器で研究を継続するなら、韓方がもっている真実が少しずつ明らかになると考える。

* 注…学説によると、細胞の生成と死滅の過程は「サンアル」と呼ばれる核酸の微粒子が経絡系統内を循行するあいだに増殖して細胞に成育し、後にその細胞が再びサンアルに変化して経絡系統内を循行する、順次的な繰り返しの中で営まれているとされる。

** 注…ピョンヤン大学教授・金鳳漢（キム・ボンハン）博士にちなんだ呼称

2 ルーゲーリック病は絶望ではない

東医宝鑑・外形編は、頭からつま先まで体の外側に生まれる疾病と体の機能を探っている。東医宝鑑では頭は天谷といって、ここに精神が宿るとしている。頭には9個の宮があり、脳は骨髄の海と呼び、脳の重要性に言及している。私は人体の外形に起こる疾患を東医宝鑑の処方を利用し、治療をする事例を探した。そのような中で、円光大学光州韓方病院でルーゲーリック病を、東医宝鑑原典を利用して治療している話を聞くこととなった。米国の野球選手の名前をとったルーゲーリック病の正式名称は、筋萎縮性側索硬化症。この病気にかかると筋肉が徐々に麻痺して、結局は死に至る不治の病である。ルーゲーリック病は、治療はいうまでもなく、その症状緩和さえ容易ではない。しかし円光大学光州韓方病院は、このルーゲーリック病の進行を遅らせる病院として名声を博していた。

2004年にルーゲーリック病と診断されたキム・テヒョンさんも、この病院で治療を受けると病気の進行が大きく遅くなった。

彼はルーゲーリック病患者たちのインターネットカフェを運営していて、指一つ動かせなかった彼が、今では遅いけれどキーボードを打つことができる。彼は、自身のルーゲーリック病の治療過程をインターネットで公開して韓医学伝道者を自認している。西洋医学での治療がむずかしかった疾患が、韓方治療を受けると症状が緩和されて、現在では韓方で治療できると希望まで抱くようになったからである。

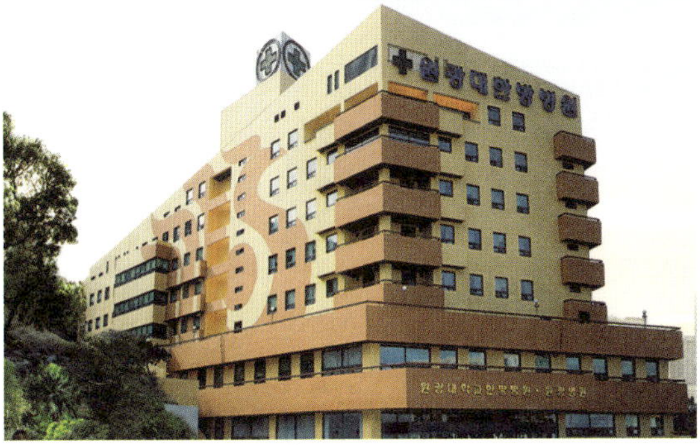
円光大学光州韓方病院

「前に比べ、本当に良くなりました。当時は一言もしゃべれなかったのに、今はこんなにしゃべれるようになってね。その上、食べ物も摂れなかったのが今は食べることもできて、1人では寝て起き上がるのも座ることもできない状態だったんですが、今は1人で起き上がって座ることもできるようになりました」

キム・テヒョンさんは、今後、ルーゲーリック病世界連盟をつくり、自身の文章を日本語と英語に翻訳してルーゲーリック病で苦しんでいる人たちに情報を発信する役割をするのが夢だと言って、インタビューの間ずっと情熱的に自分の意見を披露した。ルーゲーリック病の診断を受けると、死刑宣告を受けることと同じことだが、自身は韓方治療で克服している途中で他の人たちも良くなると確信していると言った。彼にとってルーゲーリック病は、もはや絶望ではなかった。

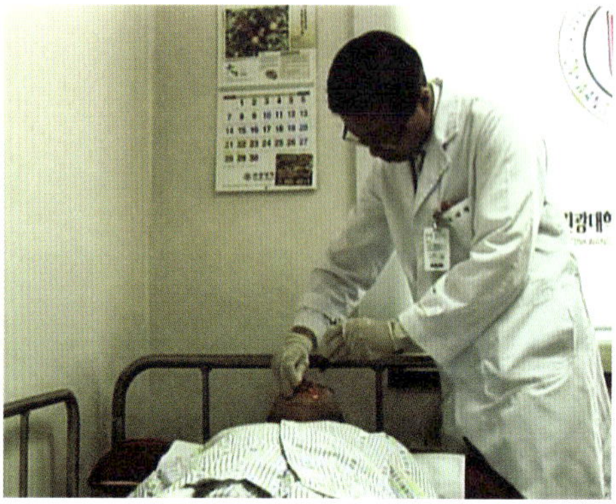
鍼術治療を受けているキム・テヒョンさん

ルーゲーリック病は、外形的には筋肉の麻痺ともつれでその症状が現れるが、韓医学ではルーゲーリック病は、五臓に熱があって起こるものと見る。肺の熱は口の麻痺、心臓の熱は筋肉をボロボロにし、脾臓の熱は四肢に無力感を与えるのだ。

円光大学光州韓方病院のキム・ソンチョル教授は、ルーゲーリック病の韓方治療の特徴に、体質別弁証治療をあげた。人間は一人ひとり、顔や体の色や形が異なり、臓腑の活動能力も異なり、症状や病気が似ていても、治療方法は異なってくる。このような点を東医宝鑑に根拠を見つけ、患者の体質に多様に現れる症状に合わせ、治療法を選択しているとのことだった。一番重要な点は、患者が楽に食事を摂り、生活できるようにしてあげることであると強調した。そのために必ず患者の体質を考慮して治療をするという。

東医宝鑑には、筋萎縮症という病気がよく見られる。筋肉が痩せ衰えてなくなる病気で、結局筋肉が痩せてなくなるということは死に至るということになる。それがすなわちルーゲーリック病である。東医宝鑑では、筋肉の力が衰えてなくなる理由は、肝臓に熱があるからというふうに書かれている。それでキム・ソンチョル教授チームは、肝臓に鍼法を利用し、肝の気を正常に戻す方法を選択した。主に、舎岩鍼法（韓国の五行鍼法）の中で、肝正格や勝格のような肝に関連する鍼術治療をするのである。

ルーゲーリック病は相当に深いところで発生し、韓方ではこのような病を臓腑病と呼んでいる。特に五臓病は一番むずかしいと見なされ、五臓で円滑に気血循環が行われないときに病気が発生すると見ている。キム・ソンチョル教授は、このような原理を利用して、肝臓，肺臓，脾臓，腎臓などに熱が発生すると病気が起きると考え、五臓の熱を除去することを治療の目標とした。

ルーゲーリック病の平均寿命は4年程度で、ルーゲーリック病の発症する部位により、寿命の差が出る。最も徴候が悪いものは顔面麻痺から始まるものだ。顔面部位には呼吸を管掌する筋肉があるため、言語障害や呼吸困難が起き、胸と腹がひどく脈を打つ症状になる。このような患者の生存期間は約2年程度と見ている。反対に呼吸器官に一番遠い下肢麻痺から始まる患者は予後が一番良くて、相当期間生存できる場合もある。

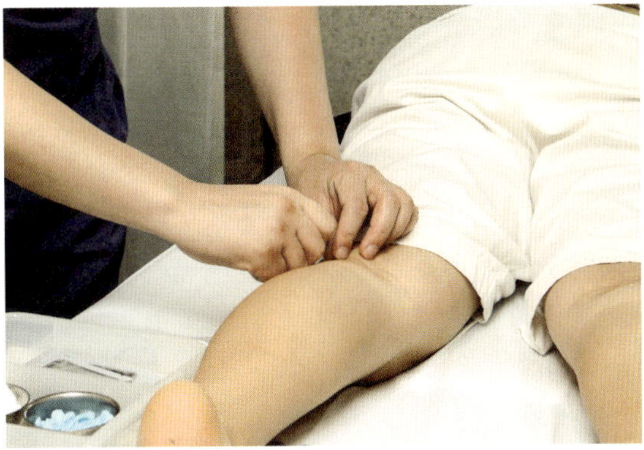
ルーゲーリック病を治療するため五臓の熱を下げる鍼術治療

先にインタビューしたキム・テヒョンさんは、最初に手足に麻痺がきて、そのあと顔面麻痺と全身麻痺がきた典型的なルーゲーリック病の病勢を見せた。キム・ソンチョル教授は、肝の気を正常化させる鍼処方が必要と見て、肝正格処方で治療した。現在は、相当に病気の進行が遅くなっている状況である。

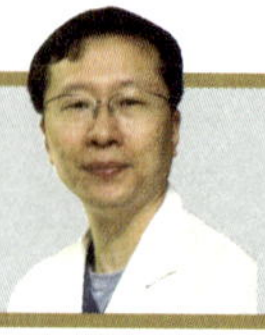

インタビュー

円光大学光州韓方病院
キム・ソンチョル教授

PD　東医宝鑑に、もしルーゲーリック病患者がいたら、どのように治すべきであると言及した部分はありますか？

キム・ソンチョル教授　東医宝鑑には、このような症状に対して多くの箇所に言及があるのですが、大きくは2つに分けられます。１つは、筋萎縮が進み筋肉がなくなって萎縮して垂れ下がってしまう場合は筋萎縮症で、肝臓の熱を下げる治療法を提示しています。この次に、ルーゲーリック病の特徴である線維束性収縮があり、傷寒という筋肉病があります。傷寒にかかると、ひどく震えが起き、ぞくぞくと寒気がして汗をかくなど風邪に似た症状を経ます。他の症状がすっかり良くなり、汗が止まっても継続して筋肉が強く脈打つなら、これは必ず血が不足した症状なので、四物湯（血行を良くする薬を加減する処方）が提示してあります。それでも筋肉がなくなっていくと、結局死亡する予後までも記録されています。

PD　肝臓を治める方法の中に鍼処方だけ出ていますか？食事療法はありませんか？

教授　梅の実の種類の韓薬材の中に烏梅というものがあり

ます。この烏梅は殺菌効果が強いのです。この烏梅を処方に入れて使用しています。同様にカリンの実には筋肉病を治療する、筋肉の硬直を和らげる成分が入っています。それでカリンの実を筋萎縮症に多く使うよう記載があることに注目しなければと考えます。烏梅やカリン茶の他にニンニクにせよ、硫黄成分にせよ、このような成分が傷寒によって起こる筋肉の震えと線維束性収縮がひどい場合に使用できる食物と考えます。

PD　鍼の使用について、東医宝鑑の役割はどんなものでしょう？

教授　東医宝鑑にはものすごく重要な役割があります。朝鮮時代に鍼術治療を復興させた決定的な本が、すなわち東医宝鑑です。東医宝鑑・鍼灸編はよく整理されている鍼灸書籍です。このような鍼灸書籍を根幹にして舎岩鍼法が始まって、舎岩鍼法によればこのような症状には五臓に熱があると考え、これに対して鍼処方と経穴が正確に書かれています。五臓の熱によって上の症状がひどくなるとルーゲーリック病と同様の症状が起こります。肺に熱が出るなら運動神経麻痺を招き、特に顔面麻痺が出ます。肺機能が衰えると顔面麻痺もきて呼吸麻痺が起きる。そのような形態の麻痺を起こすと考えることができます。そして肝臓に熱がある場合、筋肉がかなり弱くなります。全身にある筋肉が全部弱くなり、ぐったりする症状をきたします。脾臓に熱があるときは四肢の力がなくなり、心臓に熱がある場合は全身に力がなくなり脈動まで弱くなる現象が起きます。腎臓に熱がある場合には骨自体が弱くなっているので、首の骨も崩れるだけでなく、骨関節が減って脱臼して肩が垂れてしまう症状などが出てきます。

PD　ところで、鍼術がなぜルーゲーリック病に効果があるのでしょうか？

教授　鍼を打つと神経に刺激を与えるため中枢神経系も刺激され、神経が生き返るのに大きな助けになります。いろいろと機能が衰えている患者に鍼を打つことにより、治療した部分が回復する助けになるのです。ルーゲーリック病は事実、神経がだめになり起きる病気です。特に中枢神経の中で運動神経細胞が破壊されて退行して死ぬ神経系疾患とも言えます。そのため鍼刺激自体が神経系を保護して、失われた機能を蘇生する効果があるのです。

PD　今まで150名を対象に臨床実験をしたと伺いましたが、その実験内容に関して説明をしてください。

教授　臨床研究は、7年前の2002年から始めましたが、そのときは最近のように患者が多くはなく、持続的に参加できない状況だったので、臨床研究の継続性と信頼性が少し劣っています。2008年からはいろいろな変数を取り除いて、より正確な臨床結果を得るために臨床研究のツールを正確に組み立て、研究を進行させています。一旦、はじめの4か月程度の臨床研究結果を発表して、今は一次臨床研究に参加した患者の平均発病期間が4年目になる今年を基準にして、その人たちの生存期間がどのくらい延びたのか、長期的な臨床研究を準備しています。ルーゲーリック病では発病後4年経つと、平均的には50%程度が死亡すると見られているため、この研究は重要だと思います。

PD　今まで治療効果はどうでしたか？
教授　病気が進行する速度が顕著に遅くなる結果を見せています。約4か月程度の進行する臨床病理結果を見るなら、病気の進行速度が相当に遅くなることを論文に整理して発表しました。このような結果を少しずつ集めると、明らかに寿命を延長する助けになると思います。英国の物理学者スティーブン・ホーキング博士のように、ルーゲーリック病を発病してから45年も生存する例もあります。ルーゲーリック病患者は、生命を放棄しないで勝ち抜くことができるという希望を持って、健康を取り戻すために一生懸命に努力するなら、十分に命を延長できて、生活の質も高められる、そのように考えています。

PD　ご飯も食べられなかった患者が食べられるようになって、しゃべれるようになるというケースは多くありますか？
教授　そのようなケースは、時々あります。重湯しか食べられなかった患者が、粥を食べられるようになったり、指を使えなかった患者が、そろそろと指を動かしたり、8か月の間まったく膝や足の指を動かせなかったのに膝をそっと動かせたりする症状が出てきましたが、このような症状が完治につながることまで確認はできていません。実際このような体験をすると患者は大変喜ばれますが、私が見るとこのような現象は、寿命を少し延長させて症状を多少改善させることにつながると考えています。よって、短期間の効果が出たといって、必ず完治すると確信を持つのにはまだ無理があります。しかし確実に言えることは、長期的には持続的に治療を行えば、いつかは打ち勝つとの目標を持たねばなりません。

§　§　§

韓医師は病室を回診して「お元気ですか？」「ありがとうございます」という言葉を次々と反復させていた。正確な発音をするまでさせて、口にくる麻痺を和らげているのだ。口の中に鍼を打つ、次にもう一度言葉をやたらと反復させて、前の発音と違うか比較する。大概の場合、鍼を打ってからする発音は、かなり正確になった。

他のルーゲーリック病患者の手術の様子も見守った。この患者は、手根管症候群、皮膚のしびれと足の萎縮症はひどいものだった。このように外形に出る病気は、外回りの病と理解しがちだが、実際はその原因が内部に隠れていることが多い。皮膚、筋肉、脈、骨、手、足、このような人体の外部は、外形といって外の疾病だけを意味するものではなく、人体内部の五臓六腑と連結しているという。五臓六腑が病気でなく、外回りのみが病んだ場合の治療は簡単で、五臓六腑が病気になった外形の病気は治療が厳しい。そういった理由で、ルーゲーリック病は治療がむずかしいのだ。しかし、韓方は外形と人体内部を連結させて包括的に診断して治療する。あらゆることが一つに連結しているというような韓方的思考が、ひょっとすると難治病の希望になりうるのかもしれない。

3 椎間板ヘルニアと筋肉痛、手術だけが答えではない

私は東医宝鑑が現代医学のいろいろな診療科に符合していると考えている。西洋医学の多様な診療科は、主として疾患に偏っているが、東医宝鑑の内景，外形，雑病，湯液，鍼灸の中で、体と疾患の関係、疾病の特徴と治療薬材、鍼灸などが現代医学と関連できるであろう。もはや経絡と似ている筋肉体系を研究することなどは西洋医学でも論議されていて、これは東洋医学の経絡理論をもっと強固にしてくれる。

トマス・W・マイヤーズ（Tomas W Myers）は、解剖学を静的な解剖学概念（Static Anatomical Structure）から、力動的恒常性と均衡の概念に変えた筋筋膜経線解剖学理論を発表した。

私たちの体は、健康のために力動的恒常性（Homeodynamic Balance）を維持しなければならない。トマス・W・マイヤーズは、筋骨格系と関連する疾患と動きの異常を把握する上で、すべての筋骨格系は有機的に連結していて、根治した病変部位と元の病変部位も考慮しなければならない点（Connective Tissue

Web）を説き明かした。

かつての解剖学では、臓器と骨、筋肉が別々に離れているものとして認識したが、マイヤーズは体の筋肉がすべて一つに連結していて、その仲介の役割をするのが筋膜（Comprehensive Structural Integration of Myofascial System）と考えた。

筋膜というものは、大きな筋肉につながる微細な膠原質（コラーゲン）線維である。最近ではこの理論を韓医学界でも注目している。

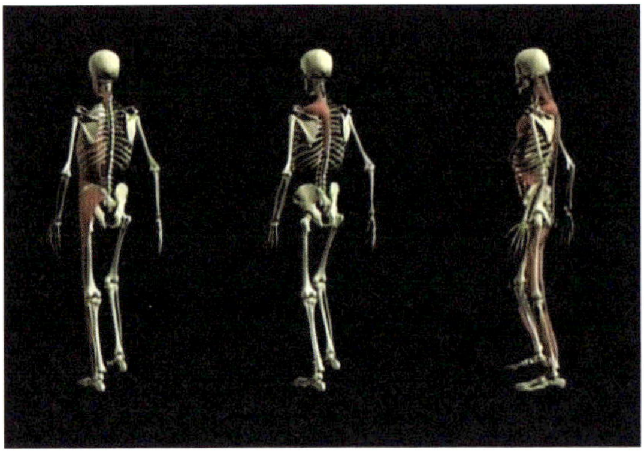

身体のすべての筋肉が一つに連結していると考える筋筋膜経線解剖学

筋筋膜経線解剖学は最新の理論であるが、東洋医学の十四経絡とほぼ一致している。この理論は西洋医学解剖学の新しいパラダイムと言えるが、一方では東洋医学の経絡体系を再発見し強固にしたということができる。

私は、経絡を刺激し筋骨格系の機能や動きの異常を治療する事例を探していた。そんな中で、自生《ジャセン》韓方病院で、東医宝鑑に出てくる経絡と推拿《すいな》療法を利用し、卓越した治療効果を出していることがわかったのだった。

北京オリンピック予選に参加して良い記録を収めたシン・スジ選手。2012年のロンドンオリンピックを狙い、今も泰陵《テルン》選手村で毎日汗を流している。

毎日訓練に拍車をかけているため、負傷の危険性も大きい。難易度が高い動作を反復するので、腰に無理をきたしてしまった。負傷の危険と痛みの中で、シン・スジ選手が選択した推拿療法は、訓練と治療に大きな助けとなっている。

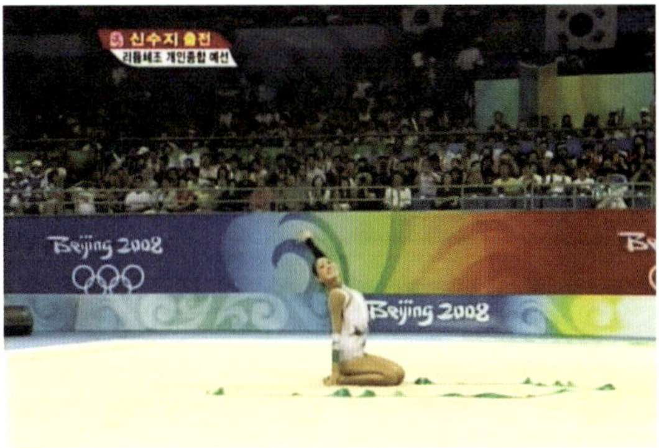

北京オリンピックに参加した国家代表新体操シン・スジ選手

「韓方治療を受ければ、身体自体を矯正し現在の状態を維持して、訓練を継続できます。しかし手術をすると人為的に身体に刺激を受け、結果が悪いときは選手生命にも支障をきたし、むずかしい面があります」

腰が痛いのは、動作の反復で片側の筋肉だけ使用して、使用しない筋肉が硬くなるからだ。筋肉が硬くなる場合を、韓方では肝の気が詰まると考える。筋肉が硬くなると気血の循環が順調でなくなる。推拿療法は、気血の運行を順調に戻してあげれば筋肉もほぐれてくれるというものだ。

韓医師はシン・スジ選手の体の均衡を保つために推拿療法を施して、痛みのある腰椎と足の甲の行間穴に鍼を刺して歩かせた。行間穴と腰椎に鍼を打つことは、肝の気を円滑にしてあげ、腰痛症を緩和するためである。

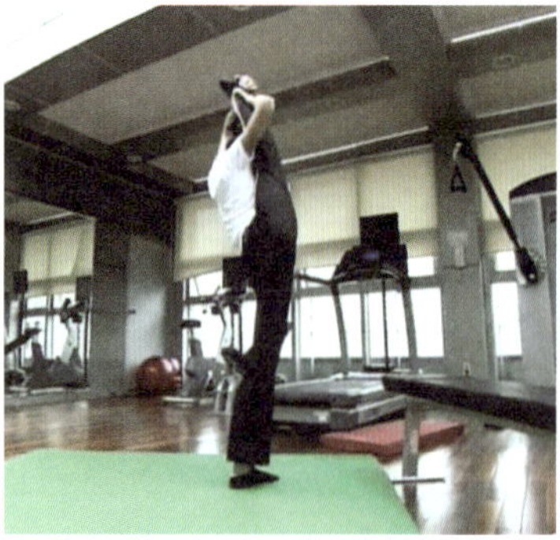
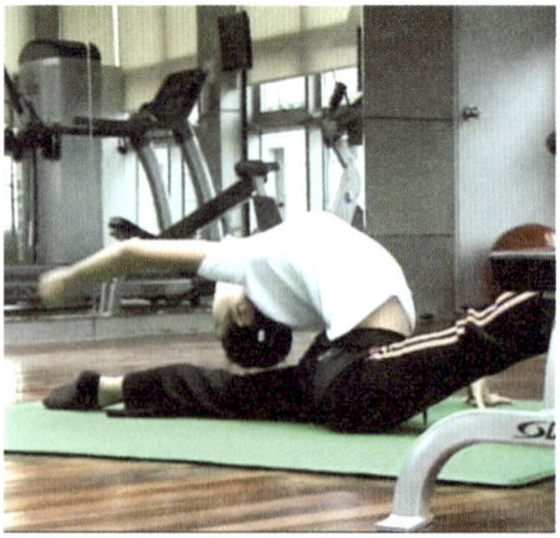

毎日、高難度の動作を反復して訓練するシン・スジ選手

シン・スジ選手の治療を担当する自生韓方病院韓医学博士パク・ビョンモ院長は、急性腰痛を治療する要穴で、行間穴を取ったと説明した。

「我が病院では急性腰痛を治療する要穴として行間穴を取りますが、これは東医宝鑑に明らかな根拠があるのです。

東医宝鑑の外形編を見ると、『急激な腰の痛症では、行間を刺す』という言葉があります。この意味は、激しい腰痛にはすぐに筋肉を調整して、痛みを除去する足の親指と中指の間のへこんだところにある行間穴に鍼を打てば大きな効果があるということです」

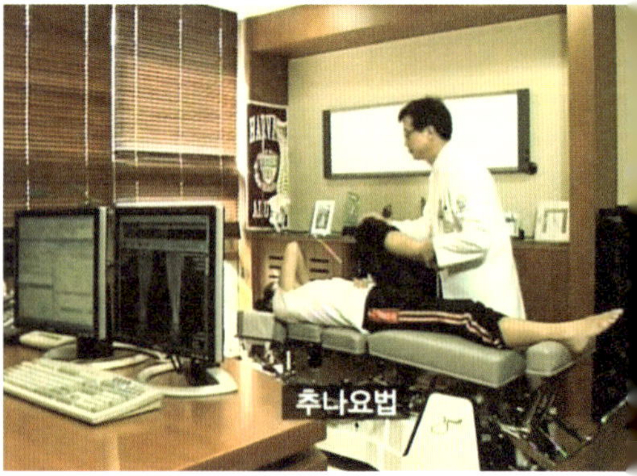

推拿療法を受けるシン・スジ選手

椎間板ヘルニアの場合は手術治療もあるが、推拿療法で治療す

ることもある。ジョン・スンヨンさんは入院当時には起き上がれないほど痛みが激しく、救急車に乗せられて病院に来た。

「入院する1か月ほど前から動作が不具合で、ほとんど寝てばかりの生活でした。短い距離の移動だけは可能な状態だったのですが、病院に歩いてくることはできませんでした。入院するなら救急車を利用するほかはなかったのです」

制作陣が会った日、彼は入院して数日だったが、まだ一人で歩くことはできなかった。ジョン・スンヨンさんのX線は、画面を見ると腰が完全に曲がっていた。

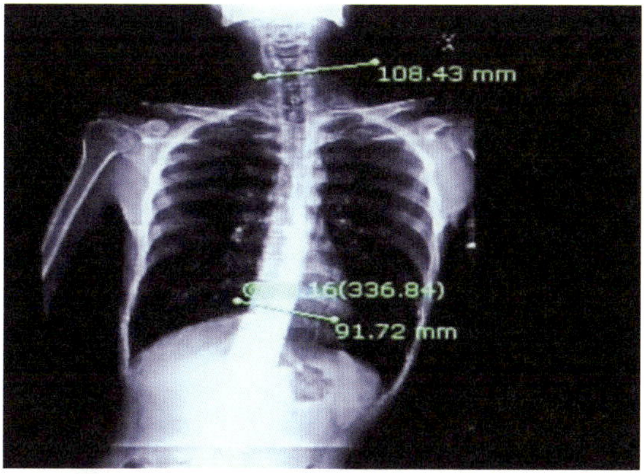

ジョン・スンヨンさんの脊椎のX線写真

彼はまだ激しい痛みを訴え、ひどい時には横になって寝なくてはならず、床ずれができてしまったので動くのは苦しいと言っていた。介助を受けて治療のため診療室に入る彼を見ると、ただちに治療ができるか心配するほどだった。

曲がった腰を伸ばすためには、長期間推拿療法で治療を受けなければならないという。人体の筋肉と骨が正常な位置から一方に傾いているため、骨を取り囲む軟部組織が腫れてしまう。このとき血液循環がうまくいかず、痛症が起きる。

推拿療法は、患者の脊椎を体型と姿勢にあわせて矯正する施術

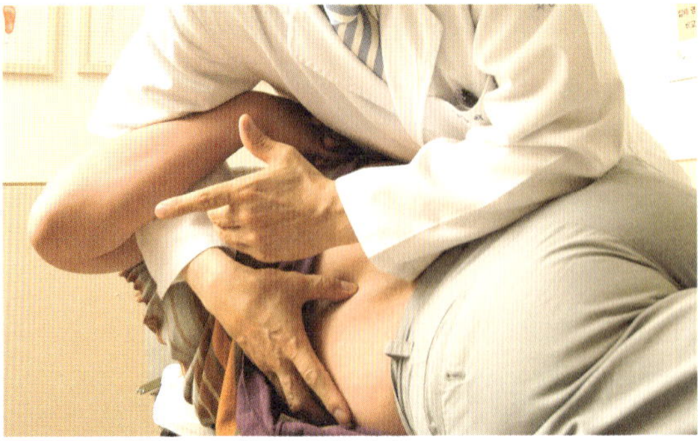

推拿療法は曲がった脊椎を矯正する

である。脊椎に集まった非正常的なストレスを解消して、気血循環を円滑にして痛みを緩和する。

東医宝鑑の雑病編を見ると、骨が折れて筋が切れた時に施術する推拿に関する句節がある。推拿は、推法と拿法に分けられる。推法は施術者が患者の患部筋肉を手で前後左右に押すことと書かれ、拿法は病変部位の皮膚や筋肉をつまみ上げることと書かれている。大概は後背部を推拿療法で施術するのだが、これは背の後ろ側に気血が流れる背《ベ》有《ユ》三関《サムクァン》（背中にある三関）を刺激するためである。

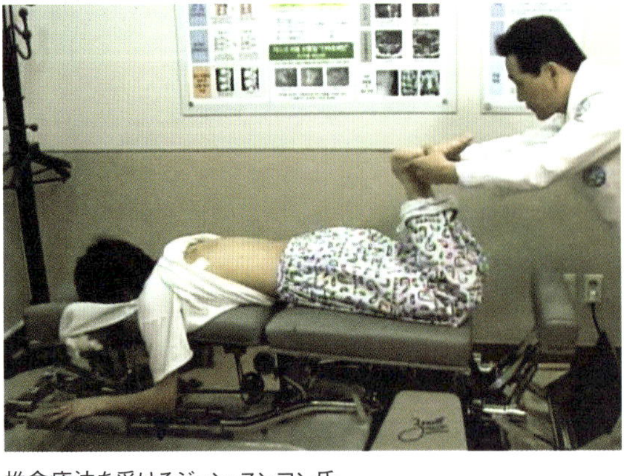

推拿療法を受けるジョン・スンヨン氏

主として尾骨の尾閭関と腰椎側の轆轤関、頸部の玉枕関を推拿療法で刺激して、患者の気血を円滑に循環させる。

自生韓方病院はこの推拿療法を、椎間板ヘルニア治療に活用している。椎間板ヘルニアといっても腰部分だけ治療することではなく、東医宝鑑の身形臟腑図に記録されている泥丸宮，玉枕関，轆轤関，尾閭関など、背有三関を活用して脊椎全体を治療している。椎間板ヘルニアが、腰部に生じても頸部に生じても胸椎と腰椎，尾椎，尾骨に関連しているので全体的に治療するのだが、そのように施術することで人体全体の均衡をとることができ、もっと効果が出てくるという。

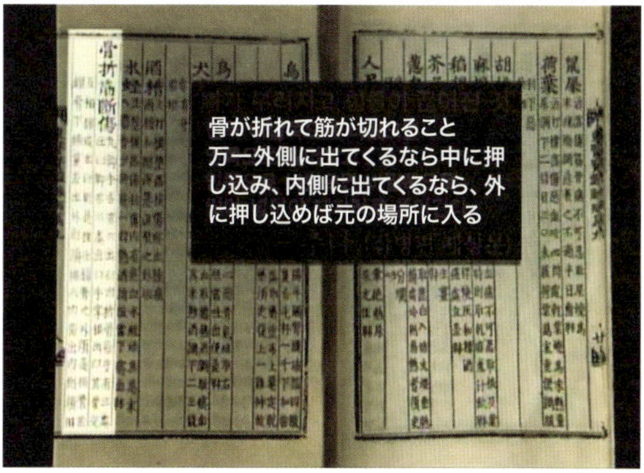
骨が折れて筋が切れること
万一外側に出てくるなら中に押し込み、内側に出てくるなら、外に押し込めば元の場所に入る
東医宝鑑雑病編推拿

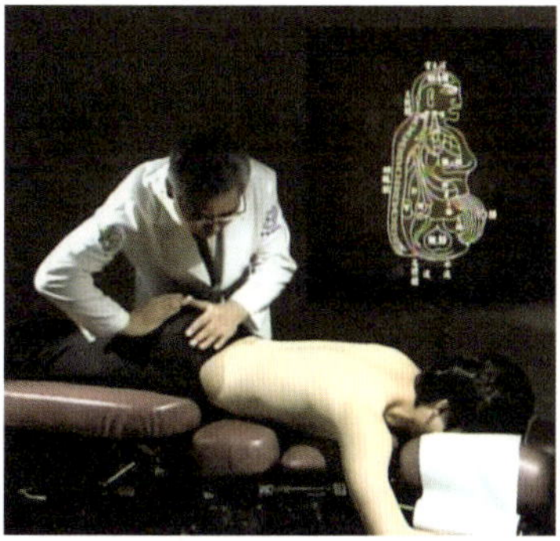
東医宝鑑身形臓腑図に添って脊椎全体を施術する推拿療法

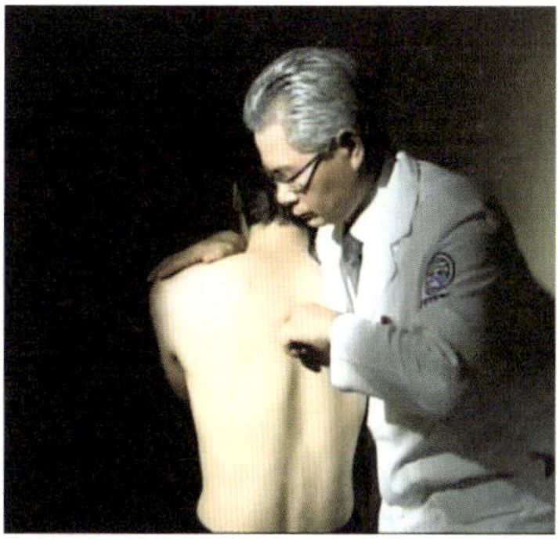
推拿療法は背部位の背有三関を刺激して気血を円滑にする

動作鍼法は、痛症に応用できる鍼法である。筋肉を主管する肝臓をリラックスさせるために、まず行間穴と曲池穴に鍼を打ち、患者を持続的に歩かせる。また、患者が歩く途中でも鍼刺激を継続的に与え続ける。このような鍼刺激と動作を繰り返して姿勢が治ると、筋肉もほぐれてくる。

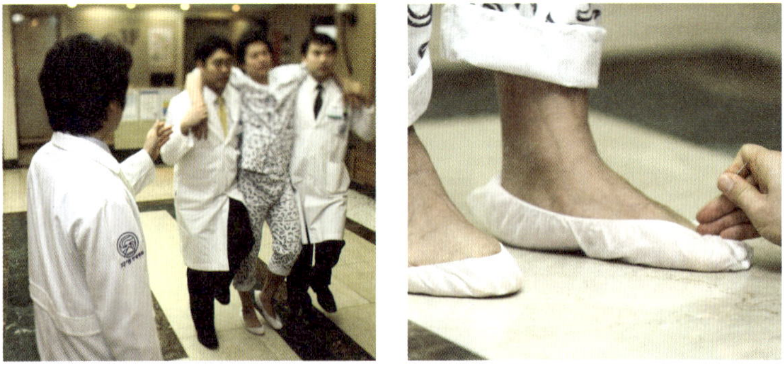

動作鍼法は動きながら鍼術で刺激を受ける

私は自生韓方病院の韓医師の一人に、東医宝鑑の背有三関と筋筋膜経線解剖学において出てくる尾骨までの筋肉の流れがどの程度一致しているか聞いてみた。若干の差異はあったが、背有三関から尾骨までは100％一致しているという。

東医宝鑑では、腰痛は10種類に分類されている。その中でも現代人には腎虚腰痛が一番多いという。腎虚腰痛の主な発生原因は、ストレスと過労である。腎虚腰痛の特徴は、寝るときに仰向けに寝られなくて横になって眠り、起きても疲労が取れず、激しい痛みを感じる場合が多い。朝から活動をして午後に痛みが出なくても、晩にひどくなり寝て起きると痛みが激しくなることが多い。このとき、脊椎にある三関、すなわち頭から首の骨、腰から尾骨までマッサージをすると、心身が弛緩して平安を感じることになる。

私も自分の体に直接試してみたが、効果が絶大であった。父親も腰が悪くて、私が直接背有三関を集中的に30分あまりマッサージしたら本当に良くなった。たぶん、この背有三関を通して精・

気・神が運行したからなのか、そこを暖かくマッサージするだけで疲労がかなりほぐれるのではないかと思った。

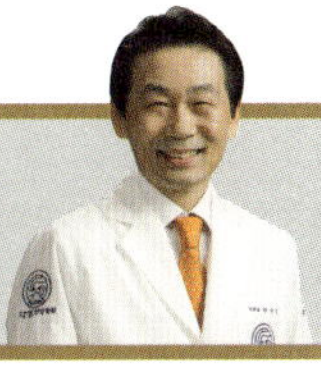

インタビュー

自生韓方病院長

パク・ビョンモ

PD 動作鍼治療をして、脊椎の角度変化はどのように現れましたか？

パク・ビョンモ博士 外観上は大きな変化はありませんが、放射線所見では約2°の好転が見られます。しかしジョン・スンヨンさんのような場合、ベッドでの生活をずいぶん長いあいだ余儀なくされていたため、また正常な脊椎配列を維持させるためには、もっと根気のある治療が必要だと考えています。

PD この方の韓医学的診断はどんなものですか？

博士 広く見れば韓医学的診断名として、腰脚痛と見ることができます。西洋医学的診断は椎間板ヘルニアで、腰椎4番、5番の間の椎間板が飛び出して神経を押さえつける典型的な椎間板ヘルニアと見ることができます。

PD 動作鍼治療の原理を紹介してください。

博士 一般的な鍼術は、座ったり、うつ伏せになって静止した状態で鍼を打ってもらうのですが、動作鍼は鍼を刺した状態で継続的に動き、筋肉を解きほぐし血液循環を促進させることが一番大きな違いです。

それで短時間で急激な痛みを緩和させる応急治療法と言えます。このような動作法は、脊椎疾患だけでなく、肩や膝関節疾患にも幅広く応用されています。すなわち鍼効果と運動効果と同時に得られる長所がある治療法と言えます。

PD 患者ごとに治療する穴の場所が違うと思いますが、大概どのようにして穴の場所を選択されますか？

博士 急性腰痛の場合には動作鍼で使うツボは主として筋肉を主管するツボで構成されています。特に腰に急激な痛みが生じたときは、主に行間穴を使用しています。

この行間穴は、経絡上、足厥陰肝経にあるツボなのです。肝というものは筋肉を主管する臓器なので、筋肉を統率するツボである行間穴を主にして多く応用しているのです。この行間穴は特に東医宝鑑外形編の「腰」の鍼灸法に、「急激な痛みがある時には、まず行間穴を刺せ」という内容が収録されているほど、急激な痛みに多く使用するツボであると言えます。

PD この方の場合は、行間と曲池、風府穴の3か所に動作鍼を打たれましたが、どんな理由でなされたのですか？

博士 行間は先ほど申し上げたように急激な腰の痛みを制御するときに重要なツボです。曲池穴は上下を連結させる気の流れを調節する役割があります。同様に首の後ろにある風府穴は動脈を管掌する重要なツボだったでしょう。首から尾骨へと下る脊髄神経を調節する効果があるツボです。それで行間と曲池、風府、この3経穴に鍼を打つ治療をしています。

PD　患者がはじめて介助を受けて歩くときに、鍼で刺激をしましたが、なぜそうするのですか？

博士　じっと停止した状態で刺激することよりも動きながら何度も刺激してやることによって、気の流れがもっと速く持続します。このように気を動かすことを韓方ではトンギ（動気）またはトゥッキ（得気）という言葉で表現しています。

PD　動作鍼は、どんな由来なのですか？

博士　東医宝鑑に出ている治療を土台にして、自生韓方病院で長いあいだ研究した臨床結果から出た方法です。

PD　急性椎間板ヘルニアは主にどんな場合に生じますか？

博士　一般的には、ヘルニアといえば大部分は急激な痛みのため、急性疾患と考えやすいですが、脊椎の疾患は実は慢性病に属します。しかし痛みがあまりにも急激に出るので、急性病と間違った理解をする傾向があります。脊椎構造物である筋肉と靭帯が運動をしなかったり、または退行化する過程を通じ老化が進む場合に、靭帯・筋肉の防御能力がなくなります。そんな時に重いものを持ったり外部から衝撃を受けたりすると、靭帯・筋肉がその衝撃に耐えられずに椎間板が突出して神経を押す、まさに急激な痛みを伴うヘルニア症状が出ることになります。そんなわけで現代人のように座った生活を多くしたり、または運動不足になったり過肥満になったりする方は、いつもきちんとした姿勢を維持して体に合うストレッチングまたは歩く運動をして、腰が受ける負担を除去することがヘルニアを予防する良い方法だということになります。

インタビュー

自生韓方病院長

イム・ジンガン

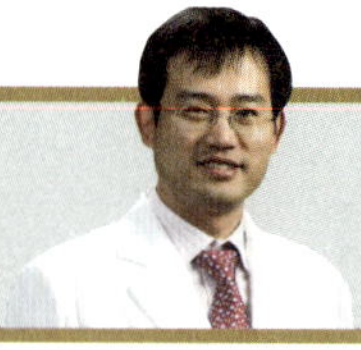

PD　東医宝鑑と関連して推拿《すいな》がどのように要論になりえたと思いますか？

イム・ジンガン院長　東医宝鑑の諸傷門を見ると、腕，膝，腰を手技で治療して、外れた部分をもう一度元に戻す治療法について説明しています。さらに治療の原則にも、関節が外れた方向が外側なら内側に、内側なら外側に手技を使用して治療しなければならないと説明しています。

PD　身形臓腑図を見ても、推拿は精・気・神を円滑に維持させる手軽な施術法といえるのではないでしょうか。

院長　推拿療法は、手技を通し経絡を疎通させて気血を円滑にする効能があるため、気・血と精・気・神との関係を考慮してみるとき、関連性があるとみなければなりません。

PD　痛症に対する臨床実験があったと聞いています。何年かかけた実験結果として、95％の患者の症状が好転したといいますが、これはどんな意味だと解釈できるのでしょうか？

院長　今までも治療効果を認めていましたが、客観的な根拠がない状態でした。しかし、この研究は患者さんを対象として行い、その効果が客観的に証明されたものだと言えます。

§　　§　　§

椎間板ヘルニア　韓方治療法　臨床研究

<椎間板ヘルニア患者を対象にした韓方治療効果の臨床研究>

*期間：2006年11月～2007年9月

*対象：20歳以上60歳以下の脊椎疾患者

*方法：24週間　毎週1回　自生韓方病院に来院して推拿治療、韓薬治療、鍼治療など韓方治療を受け、治療終了時点および向後5年間毎年1回の腰部位のMRI検査と骨密度検査を実施

*結果：95%の患者の症状が大きく好転して、その中で手術を勧められたことのある患者の94%は症状が大きく好転したと答えた。6か月間、韓薬を服用した患者は肝数値、体重の変化がほぼ無かった。治療前後のMRIの検査比較結果は、約45%の患者から脊椎疾患好転の効果を確認できた。

自生韓方病院の臨床研究結果報告書

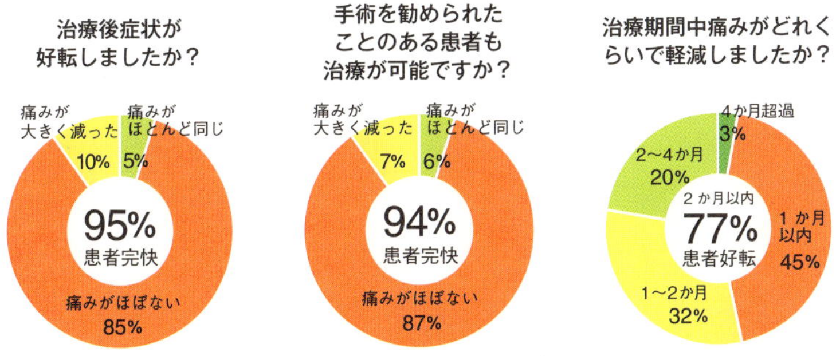

※手術治療が必ず必要な場合もありますから、専門医と十分に相談されることを願います。

痛症指数（0～10間）5以下に減少した時点での基準

4 更年期女性の招かざる客 顔面紅潮症

WHO（世界保健機関）では、1976年から現代医療に鍼灸を併用するようにした。西洋医学最高議決機構で鍼灸を併用するようにしたことは、東洋医学の臨床効果を認めたものである。その後、何回かの科学的な検証にかけられて、ついに1998年、約300種類を超える疾病に対して医療効果を認定されることになった。

アメリカの患者の多くは東洋医学の鍼灸に対してかなり好意的である。これを反映するかのように、世界は東西医学が合わさった統合医学（Integrated Medicine）に向かう趨勢だ。アメリカのNIH（国立衛生研究所）傘下NCCAM（国立補完代替医療センター）は2003年に設立されて、2009年1年間だけでなんと1億1400万ドルの研究費を使用した。アメリカ117か所の総合大学も統合医学やレジデント課程を設立している。

歴史をさかのぼると、すでに2002年にWHOは同種療法（ホメオパシー）が現代医学の次の第二医学であると発表することになったが、ドイツの開業医の80％以上はファイト（phyto）ケミカル治療法（植物療法）を採用している。

世界は回りまわって、これが温故知新でなくて、なんであろうか。西洋医学の限界を乗り越える突破口が必要で、その土台になっているのは、すなわち東洋医学である。許浚《ホジュン》の東医宝鑑もその膨大な資料によって、統合医学分野のすばらしいデータバンクになっている。

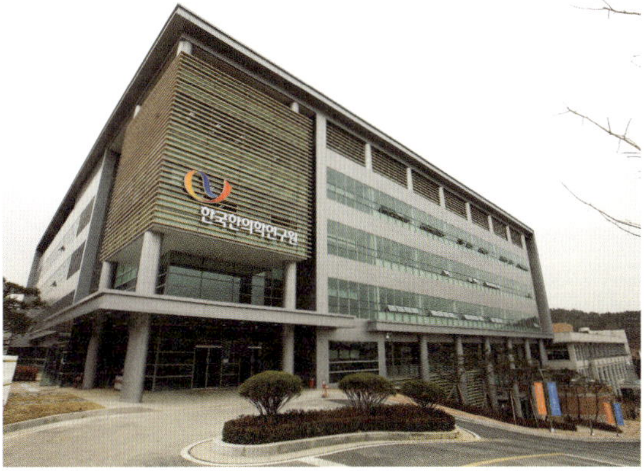

韓方を科学的に研究する韓国韓医学研究院

韓国韓医学研究院は、東医宝鑑を参考に韓方の効果を科学的に立証する数多くの研究をしている所である。私は現代医学の難治病の中で、鍼灸の治療が可能な疾病は何なのか、また鍼灸の臨床効果が経絡経穴理論により証明が可能なのか聞いてみることにした。

韓国韓医学研究院では、鍼灸研究を担当している鍼灸経絡研究センターのチェ・ソンミ センター長が私の疑問に対して立証が可能であると喜んで答えてくれた。

元来、研究院は病院機関ではないため、患者の診療や治療をすることができない。しかし、幸いにも大田大学韓方病院の協力を受け、患者の同意のもと治療と臨床実験を並行してやれることになった。彼らが鍼灸による治療効果を立証するため選んだ疾患は、顔面紅潮症だった。

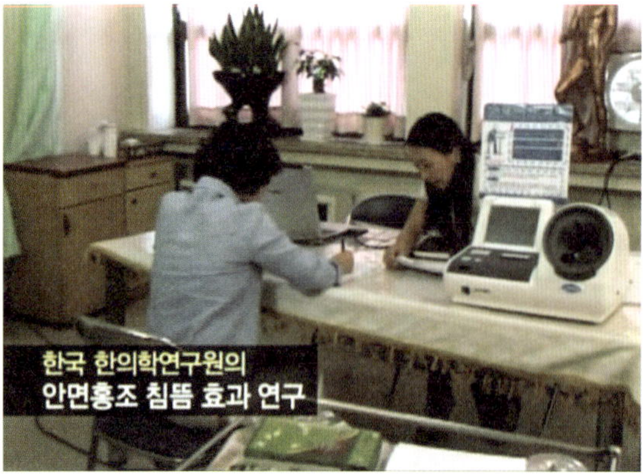

韓国韓医学研究院の鍼灸効果の研究

更年期顔面紅潮の場合、顔に熱が昇ってきて、消化力が落ちる。これは年を取るにつれ体の均衡を維持するのがむずかしくなるため出てくる現象である。

今回の実験に参加したキム・チョンスクさんは顔面紅潮症で、日常生活で不便を感じていた。

「顔が底の方から赤くほてって、ぽっとなるんです。ひどい時は汗も一緒に出るんです」

顔面紅潮の灸治療は、東医宝鑑の鍼灸編を援用して、２種類の処方で進行していた。

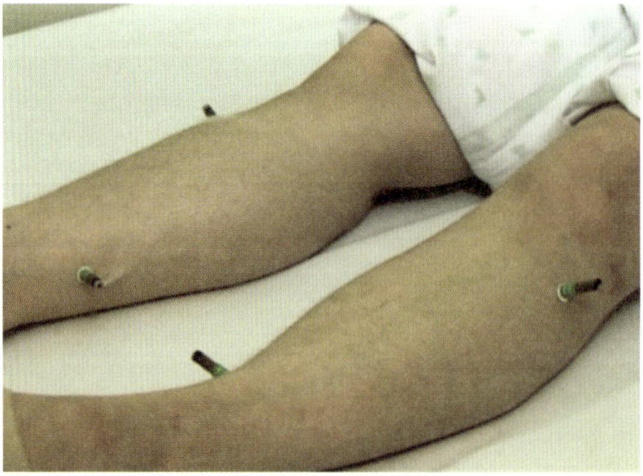
鍼治療を受けている顔面紅潮症の患者

消化力が落ちることを防ぐため、足陽明胃経の足三里を中心に、中脘、関元、気海の経穴を取った。また、更年期女性には、陰の気が必要なので、それを加えるため足の下方の三陰交と背中にある腎兪、命門に灸をすえた。

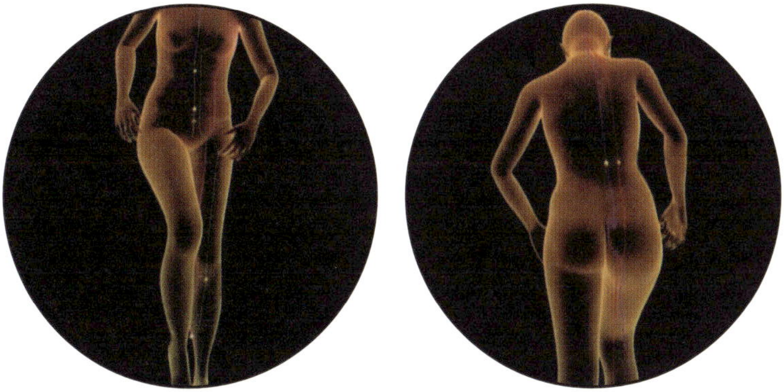

東医宝鑑の鍼灸編に書かれている顔面紅潮治療のツボ
―中脘、関元、足三里、三陰交、腎兪、命門―

実験は約2週間継続した。毎日灸をすえて、体の均衡を取り戻すために行った。

赤外線カメラに現れた灸治療の効果はてき面であった。顔面紅潮症が起こると、患者は熱がぱっと昇ってくるように感じる。そのとき赤外線カメラで顔を撮影すると、皮膚の温度が測定できる。

制作陣は2週間の臨床実験を通して、鍼灸の顔面紅潮治療効果を比較してみることにした。治療前赤外線カメラの写真と治療2週間後の写真を比較すると、顔の頬の色に確実な差が出ていた。そして測定した顔面紅潮の強度と頻度は大きく落ちていた。実験に参加したキム・チョンスクさんも大そう満足していた。

「灸治療の後には、顔がほてる回数はかなり減って、その強度も相当低くなりました。以前はすぐに紅潮し、のぼせて、生活するのが難儀なほどでしたが、今はちょっと安らかに生活できて、肌もちょっと良くなったように感じています。以前は体の全体にねばねばした汗もたくさんかいていましたが、今は他人に対して

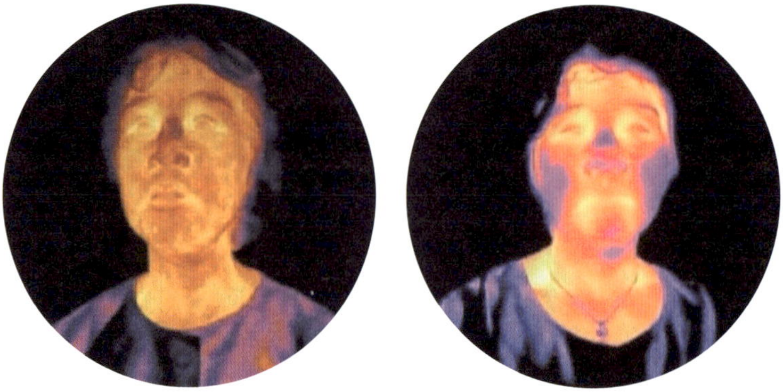

灸治療前と治療後の赤外線写真

不快感を与えないほど良くなり本当に満足しています。ひとまず安心しており大変良かったです」

灸の血液循環効果はホルモン分泌にも影響を及ぼしていた。更年期に上がってくる卵胞刺激ホルモン数値が落ちてきたのだ。韓国韓医学研究院鍼灸経絡研究センターのチェ・ソンミセンター長は期待した以上に良い結果が出て大変嬉しく思うと言った。特に女性としてきつい時期に直面している彼女たちが、この時期をう

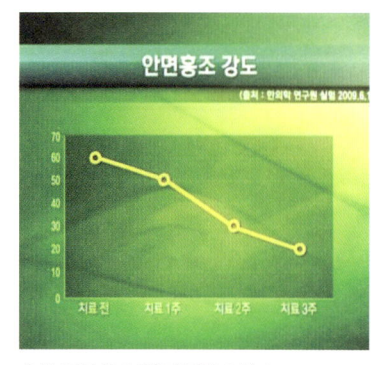

灸治療前後の顔面紅潮の強度

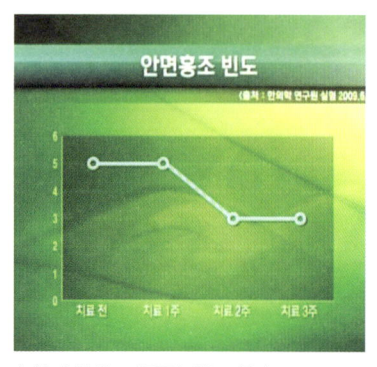

灸治療前後の顔面紅潮の頻度

まく乗り越える手助けになれて非常に生きがいを感じていると言った。そして顔面紅潮で困っている人たちに、このような灸治療を積極的に勧められるのではないかという確信を抱くようになったという。

顔面紅潮に関する灸の効果は、SCI（科学技術論文索引）論文に掲載された。このような驚くべき結果は、言い換えれば東医宝鑑の再発見とも言える。東医宝鑑をきちんと研究するなら、我々は東洋医学の新しいステージに到達できると思う。

国際論文に発表された更年期顔面紅潮に対する灸治療

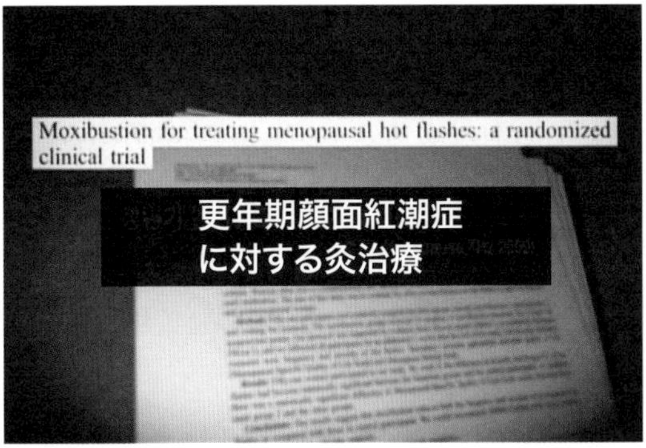
Moxibustion for treating menopausal hot flashes: a randomized clinical trial
更年期顔面紅潮症
に対する灸治療

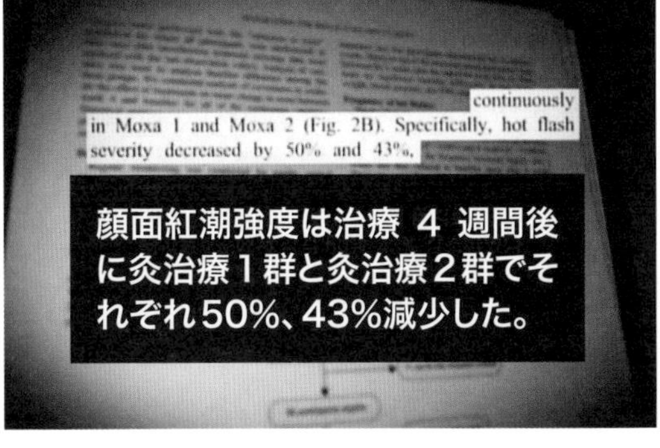
continuously
in Moxa 1 and Moxa 2 (Fig. 2B). Specifically, hot flash
severity decreased by 50% and 43%,
顔面紅潮強度は治療 4 週間後
に灸治療１群と灸治療２群でそ
れぞれ50%、43%減少した。

治療４週間後、顔面紅潮の強度が約50%から43%まで減少したことを発表した

インタビュー

韓国韓医学研究院鍼灸経絡研究センター
チェ・ソンミセンター長

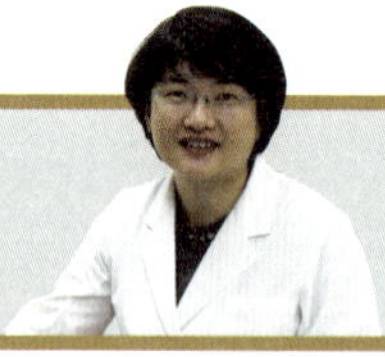

PD　この患者さんの場合、顔面紅潮頻度と強度がどのぐらい良くなったとみているのですか？

チェ・ソンミセンター長　我々の論文に基づきますと、頻度の場合には60％程度減少させるということが言えます。例をあげれば、1日に10回程度顔面紅潮が起きたものが4回程度に減ったとのことです。強度の場合には、半分程度まで下がりました。患者さんが感じる悩みや苦痛が半分程度に減るなら、ふつう臨床的にはその治療法に効果があると判断できますね。この患者さんの場合には、以前の研究論文結果よりむしろ良い効果が出ていました。たぶん以前の論文対象者より、顔面紅潮が始まる初期の段階で彼女が治療を受けたため、効果がより良いのではないかと考えています。

PD　これで完治とみることができるのですか？

センター長　女性の場合には閉経した後にホルモン数値が一旦落ちるためにその症状が長く出る場合もあるし、短く出る場合もあります。

無理にホルモンを補充しなくても、考え方を肯定的にもって、灸を通じて体を温かくして、血液循環をうまく維持すれば、ホルモン不足で発生するいろいろな良くないほかの症状も改善できると思います。体を粘り強く温かく保てば、胃腸障害もなくなって、顔面紅潮も早く回復できるのではないかと予想しています。

PD　これからどのような措置が必要でしょうか？

センター長　熱は上のほうに昇っていく性質があります。韓医学では熱が上に昇ると病的な症状と判断します。本来は下腹部と足を温かくして背も温かくしないと、顔や頭に熱が上がり良くないと考えるでしょう。顔面紅潮になる方は、灸の治療と一緒に下腹部と足をいつも温かくすることが大切です。そうすれば上に昇ろうとした熱が下の場所にとどまり、腸運動が活発になり消化障害が多く改善されます。そして顔に熱が昇らなくなると、乾燥を防止するため皮膚に弾力が生まれ、気分もだいぶ良くなりますね。

全般的に、こんなことだけ守っていただけたら精神的に安定し、明るい生活を送れると思います。

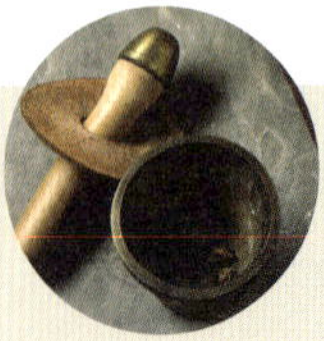

経絡の歴史

経絡はいつどのようにして初めて発見されたのか?

私は中国湖南省にある長沙博物館を訪問した。そこには中国初期の医学形態を調べられる遺物が出土した馬王堆漢墓がある。馬王堆漢墓は、西漢初期の長沙国の丞相である利倉と彼の家族の墓地で、利倉の妻・辛追の墓がほぼ完璧な状態で発掘されたことで有名である。湖南省博物館と中国科学院考古研究所によって、1972年から1974年まで発掘調査が行われたが、そこからは利倉の妻・辛追のミイラだけでなく、数千点の珍貴な古代遺物があふれ出た。その上保存状態が良く、服の裁縫の痕跡が鮮明で、書跡の文字と絵の色彩も見分けられただけでなく、ミイラを検査して死因がなんなのか明らかにできたほどであった。

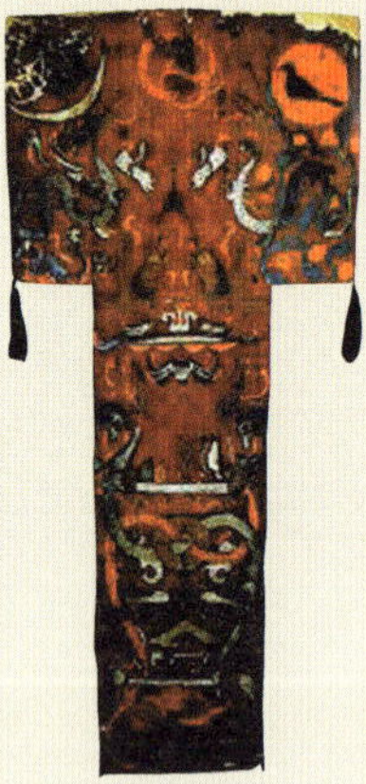

死んだ人の極楽往生を祈る帛画《はくが》

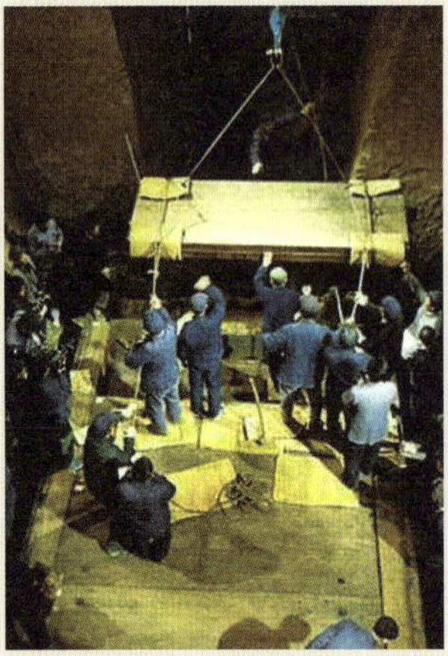

馬王堆発掘当時の様子

私が訪問したのは7月初めで、蒸すような夏だったが、博物館は修学旅行に来た学生たちで足の踏み場もなかった。

観覧客はミイラの方向にたくさ

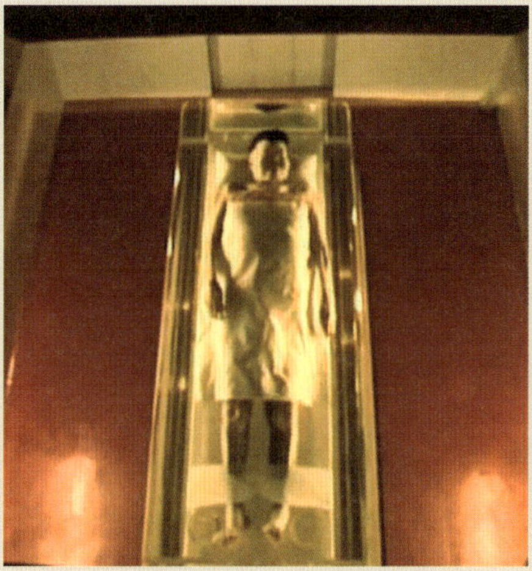
馬王堆で発掘された女性のミイラ

ん集まっていたが、そのミイラは利倉の妻・辛追だった。

幾重にもなった冠と衣服に包まれたまま発見された当時、ミイラの身長は154cmで体重は34.3kgで、2100年よりもっと経っていたが、発見当時に保存状態がすこぶる良好で全身にツヤがあり、さらに皮下組織が柔らかく弾力もあり関節が動かせるほどで、まるで生きて息をしているようだったという。

また一つ重要なことは、馬王堆発掘当時に発見された竹帛書(書物)である。この書物は今でも中国当局の研究が継続されていて、内容上は六芸、諸子、兵書、数術、方術、地図の6種類に分類できる。

その中には老子、戦国策など原本を探せなかった珍貴な文献が多数あった。今までに整理された書籍は文献が50種類、文字11万字で作られている状況で、この中にはさらに文芸・諸子・兵家・方術・数学の5種類に分類されている。

私はこの中で、『足臂十一脈灸経』と『陰陽十一脈灸経』に注目した。『足臂十一脈灸経』は中国で発見された最初の経絡学の書籍である。しかし、この本では、経絡という2文字を見つけることができなかった。この事実を考えると、ミイラが生存していた当時に限っても、経絡という言葉が用いられていなかったことがわかる。経絡以前には、脈という言葉があるだけだった。

この『足臂十一脈灸経』は2編に分けられていて、第1編は足編である。足脈編は、足太陽脈，足太陰脈，足少陽脈，足陽明脈，足厥陰脈，足少陰脈など下肢の6つの脈に分けられる。臂（うで）編は5つの脈、上肢5つの脈からなり、手太陽，手少陽，手太陰，手少陰，手陽明と、このような5つで成り立っている。この『足臂経』には、治療できる病気が78種類と記載されている。脈が流れる方向にはすべて下降性があり、治療方法は灸法で、脈の上に持ってきて灸をすえることと記録されている。しかし、どんな脈に灸をすえなくてはならないか、それに対する正確なツボと方法は書かれていない。

つまり、灸に対する原始的な処方だけに言及していたのである。

『陰陽十一脈灸経』は『足臂十一脈灸経』以後書かれた経脈学の著述である。『陰陽十一脈灸経』は『足臂十一脈灸経』の内容を補完し、校正して作られたという。

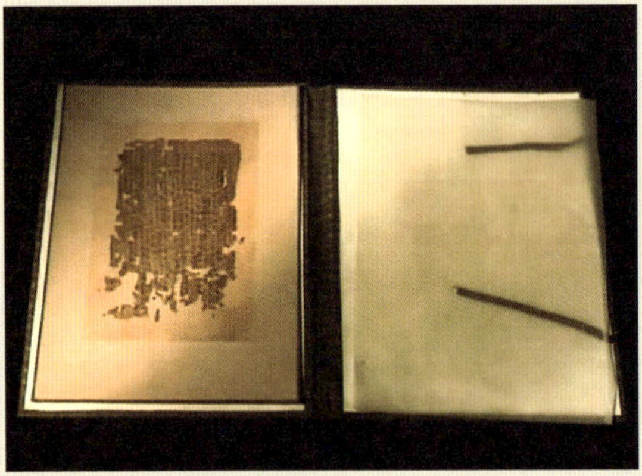
2千余年前の『陰陽十一脈灸経』

しかし『陰陽十一脈灸経』と『足臂十一脈灸経』は、脈の配列方法が少し違っている。まず足と腕、陽脈を説明し、その次に陰脈を説明している。その次はその脈が巡行する路線と治療できる病気、そして灸法に対して説明していて、その中では脈の巡行路線も少し違っている。例えば、顔に向かう臂太陽脈と臂太陰脈2つの脈の方向が、頭から下に向かうのではなく、『陰陽十一脈灸経』は下から顔に向かう。2冊の本が書かれる間にどの程度の修正とともに発展があったのかということがわかる内容である。

『足臂』では治療できる病気78種類が紹介され、『陰陽』では治療できる病気は147種類紹介されている。脈が流れる方向は2種類に分けられて、9本の下行性と2本の上行性である。これは各々の脈に灸をすえて治療できる病気がもっと増えたことを意味していて、経絡学の構築に多くの進歩があったと見ることができる。それなら同じ日に発掘されたのに『手臂』と『陰陽』にはなぜ時代の差があるのだろうか？『陰陽』は『黄帝内経』以前のものである。なぜこれらが同じ墓で発見されたのか？

この2冊の珍書（絹に書かれた本)、すなわち白い書はすべて戦国時代のものである。しかし、それらが作成された時代は違っている。『足臂』の作成はずっと古いもので、『陰陽』はその後に絶え間なく修正され、徐々に発展していったものである。

馬王堆漢墓の2冊の珍書に対し、調査するため湖南省博物館の古書研究チームに会った。我々は『足臂』と『陰陽』の珍本の実物を見せてくれと強く要請した。1か月も力を注いだ結果、やっと湖南省博物館古書研究チームの許可が下りた。おそらく韓国から多くの観光客が博物館を訪問していて、再び中国の経絡体系を韓国に広く宣伝できる利点があるため、この実物を公開するのだろう。私は貴重な本物を見ることができ、いたく胸が震えた。ついに両手に2冊の珍本を支え持ち、登場する湖南省博物館職員を見て、この珍本をどれだけ大切に考えているのかがわかった。

2冊の本物は思ったより小さかった。A4用紙を縦に半分に折った大きさと言ったらよいだろうか。珍書は絹に筆文字で書いてあり、この絹がたいそう薄くて、ふんわり軽い羽毛のように飛んで行ってしまいそうに思えた。

インタビュー

馬王堆　漢墓研究院
ユ氏

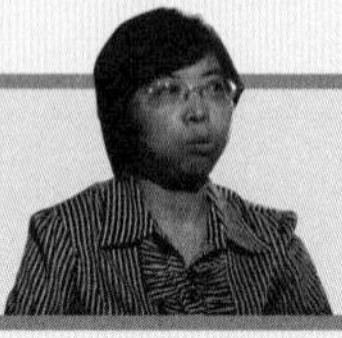

ユ氏　この本は、春秋戦国時代に書かれました。墓は、漢の時代、厳密には秦漢初期に形成された墓です。『黄帝内経』も秦漢時代の作品です。足臂と陰陽は、漢医学形成初期に作られた、比較的完璧な経絡の本です。この漢墓から発見されたこと以外では、他の地域でこのような古書が発見された痕跡はありません。馬王堆漢墓で出土した白い本は、一つの名家で所蔵してきた本で、その名家で大切に保存されてきた医書です。これを利用すればもちろん治療は可能だったと思われますが、出土した所では灸で治療した技術的なものや道具は発見されませんでした。

PD　では、何を根拠にして書かれたものなのでしょうか？
　当時の鍼灸や按摩を通じた特殊な結果をもって書かれたものなのでしょうか？
ユ氏　先人の智慧を発展させてきた全過程から形成されました。この本は、戦国時代のある名家の所蔵品だったので、たぶん当時伝えられた図書がその家の書庫にずっと保管されてきたのではないかと推測しています。

PD　ここに出てくる治療脈の位置は、今の経絡体系と比較しても効果があるのでしょうか。

ユ氏　『足臂』に出てくる78種類の病気の治療と、『陰陽』に出てくる147種類の病気の治療が、現代のどの病気とどのような関連があるのか、私は臨床医でないのでよくわかりません。ただ、これは灸の疾病治療をした一つの原始的な記録です。この2種類の本は、中国経絡学の初期の形成過程の中で重要なもので、『黄帝内経』中の「経脈編」の重要な起草となったものです。『足臂十一脈灸経』、『陰陽十一脈灸経』はすべて戦国時代に書かれました。約2400年前です。『足臂十一脈灸経』は『陰陽十一脈灸経』へと発展して、それがさらに『黄帝内経』の経脈編まで発展したのです。これは中国初期の経絡学形成過程の中の3種の重要な発展段階であります。それゆえ現在のように中医鍼灸学が完全に整った形を持つまでに非常に重要な役割を果たし、中医鍼灸学を研究する時には、重要な実物資料となっています。『黄帝内経』では12脈を紹介していますが、『陰陽』と『足臂』からは11本の脈を紹介したことから見てとれるように、少しずつ発展して完成していったと考えられます。

経絡の実体は、東洋医学では当然認定されていますが、西洋医学的観点からは、まだ確認されていない世界です。しかし、経絡の体系が明らかになるなら、私たちは人体第3の神経系を把握できるようになるかもしれません。

第2章

韓医学で不治の病の実体を掘り起こす

がんは七情のうち鬱火で起きると東医宝鑑に書かれている。
七情が互いに絡み合うこと、心のストレスなどが溜まって
解消できなくなると鬱症になり、がんが生まれる。
そのため、治療の基本は心を治め、平静を取り戻すことである。
体だけでなく心を治すこと。これが韓方治療だ。

1 がんは克服できないものではない

韓国京畿道東豆川市にある自宅周辺の小さい畑で、3年前から自分の食べ物を自ら育てているジョン・ミジャさん。闘病生活では「食べ物が20%、韓方薬が50%、心が30%」を座右とするある韓医師の銘を鉄則にして頑張っている。食べ物は命を支えるもので、良いものを食べることはがん患者の闘病生活には欠かせないものだという。

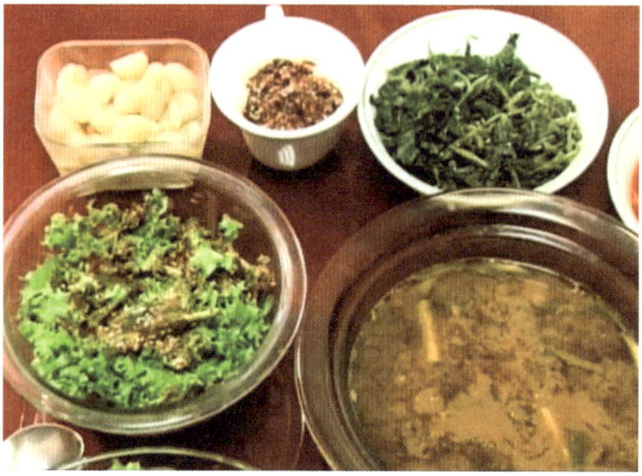
ジョン・ミジャさんが直接栽培して育てたものだけで準備した食膳

1998年10月、咳がひどくて病院に行ったジョン・ミジャさんはとんでもない話を聞いた。自分が小細胞肺がんⅢ期であるとのことだった。

「最初は咳がひどくて家の近くの病院に行きました。レントゲン検査をしたのですが､医師が結果を見たとたん所見書を書いて、早く大きい病院に､しかも救急室に入るようにと言ったんですよ。そして、救急室に行ってCT撮影とMRI撮影をしましたが、小細胞肺がんⅢ期と診断されました。そこからは状況が一転して、急きょ抗がん治療を6回、放射線治療30回を一緒に行いました。それでも結果はあまり良くなく、長く生きても6か月、悪い場合は3か月との所見が出ました。その瞬間、私は自分がどこかに捨てられたような気分になりました｡何もできることがなかったので、ただ家に帰ってきました。

そんなある日、ある放送プログラムでチェ・ウォンチョル先生を見て、多方面を訪ねて先生を探し、会いに行きました。歩くこともできず、ほぼ這って行った私がとてもかわいそうに見えたようです。それで先生も一緒にやってみようと決めたらしいです、あとから聞いた話ですが…。1～2か月くらい韓方薬を飲んだら、ご飯を食べられるようになりました。先生が、ご飯さえ食べられれば起き上がれると常に言っていたので、また頑張って、頑張って…、そうやって生きてきて、今10年ちょっと経ちました」

1年間の耐えがたい抗がん剤と放射線治療で、これ以上希望がないと西洋医学から見放されたジョン・ミジャさん。しかし、1999年4月に、初めて慶熙大学付属東西新医学病院（現江東慶熙大学韓方病院）で韓方治療を始めてから、彼女の肺にあった大きい腫塊はなくなり、10年目の健康な生活を送っている。

江東慶熙大学韓方病院で治療を受けてから5年後、がんの恐怖から解放されたという話を、チェ・ウォンチョル院長から聞いたジョン・ミジャさん。

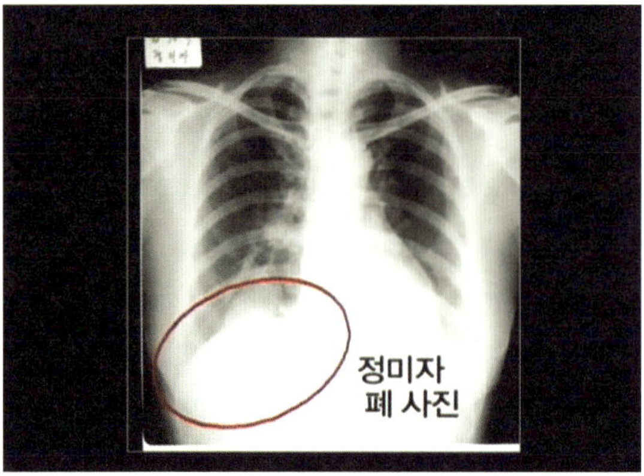

韓方治療を受ける前のジョン・ミジャさんの肺写真

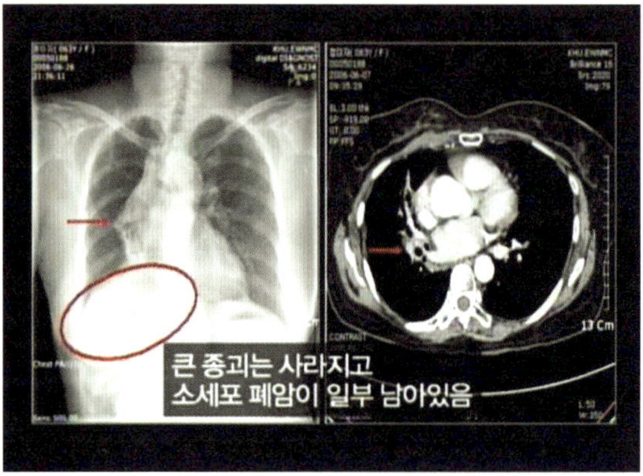

韓方治療を受け、治った後のジョン・ミジャさんの肺写真。大きな腫塊がほぼ消えているのがわかる

最初は、韓方薬を飲むと、死ぬときに苦痛が軽減すると聞いて、それを目当てに薬を飲み始めたという。本人さえ、生きられるというふうには考えられなかった。西洋医学より楽に治療できるということが、何より良かったということだ。

患者と韓医師はたくさんの対話ができ、温かい慰労の言葉が大きな力になったという。ジョン・ミジャさんが受けた治療は、鍼とお灸。そして韓方薬は一種の免疫強化剤である。

「西洋医学では、抗がん剤自体が身体に負担をかけ、精神的にも病院が怖くなったりします。でも、韓方病院は心も楽で、韓方薬を飲んでつらくなることはなく、飲みやすいです。今は10年にわたって薬を飲み続けていますが、身体に何の負担もありません。そして新鮮な空気を吸って、食餌療法と並行して治療しています。先生は薬が50%、心構えが30%、そして体に良いものを食べて、よい空気を吸えば治ると言いました」

今はがんから脱して特別な治療もなく、免疫強化の一種の韓方薬のみを服用しているというジョン・ミジャさん。彼女は西洋医学の医師を不信に思ってはいない。

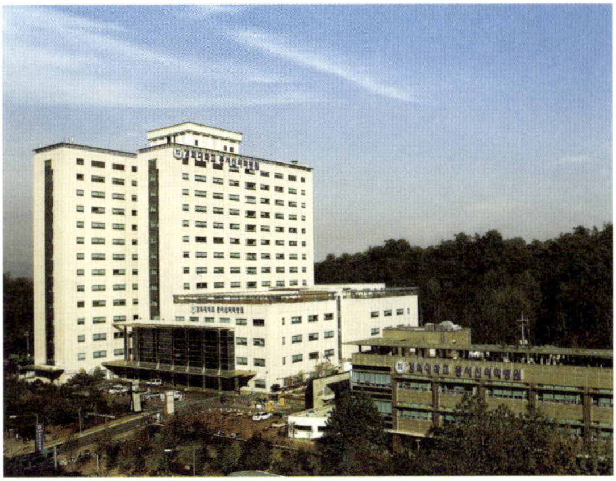

江東慶熙大学韓方病院

そして、手術が必要な人は必ず手術を受けるべきとも言った。ただ代替医療があまりにも軽視されていることを、本当に残念がっていた。代替医療で命を救える人がきっと多いはずなのに、多くの人が諦めているのは残念なことだと。

「代替医療で治療を受ける人は、ほとんど西洋医学でいろいろやってみて諦めた人たちです。西洋医学でできるのに来る場合はほとんどありません。全部の西洋医学が両手を挙げて、もう治せないと言った人たち。そういう人たちを10年以上生きられるようにしてくれた先生には、とても感謝ですね」

ジョン・ミジャさんは、健康が回復しはじめてから、自分で直接野菜を栽培しはじめた。ストレスががんの原因の中で一番大きく、その次が食べ物だという韓医師の話を聞いて、良いものを自ら作って食べようと思ったという。現代人は、ストレスを受けずに良いものだけを食べてほしい、と言うジョン・ミジャさん。最近の人はストレスも多く、身体に悪いものばかり摂っているようで心配だと話した。

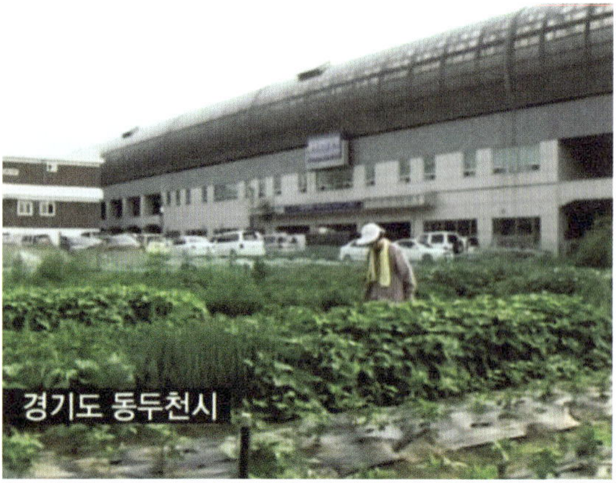

京畿道東豆川市のジョン・ミジャさんが直接栽培する家の畑

このようにジョン・ミジャさんの症例を詳細に説明する理由は、がんの完治者の経験が東医宝鑑に書いてある生き方と同じだからである。欲張らず、ストレスを多く溜めず、良いものを過食せず、いつも感謝する心を持って食べれば末期のがん患者でさえ治るということを考えると、普通の人はなおさらである。健康に100歳まで生きる道はここにあると思う。

また、もう一人の体験者イ・ジェヒョンさんも食材に充分注意を払っている。イ・ジェヒョンさんは清浄なヤンニョム（薬味の入ったたれ）のみを使用する自然式献立を維持している。イ・ジェヒョンさんも韓方治療後12年間、健康な生活を送っている。イ・ジェヒョンさんは中学3年生だった1997年6月に、ある大学病院で急性リンパ性白血病と診断された。

「少しくらっとしたんです。朝礼の時間にひどい眩暈があってずっと眠たかったです。それで家の近くにある病院に行って血液検査を受けました。一般的な貧血ではなく少し症状が悪いので、大きい病院に行くよう勧められました」

彼女はすぐに抗がん剤治療を始めたが、副作用で治療をやめてしまった。やつれた身体で、車椅子に乗って中学校の卒業式に出ると、多くの友達と先生が泣いた。それほど抗がん剤治療の副作用は深刻であった。抗がん剤治療を始めて3か月程度過ぎたときに、高熱と肺炎に苦しめられ体重が約20キロ減り、肋膜炎で両肺に水が溜まり、自由に身体を動かすことさえむずかしかった。肺にチューブを入れて水を出しているうちに、ある瞬間から音があまり聞こえないことに気づいた。聴力は両方とも10%程度に下がっているという耳鼻科の診断を受けた。抗がん剤治療が残した合併症と副作用で満身創痍になった。抗がん剤治療もこれ以上受けられない状態で、最後に選択したのが韓方治療である。

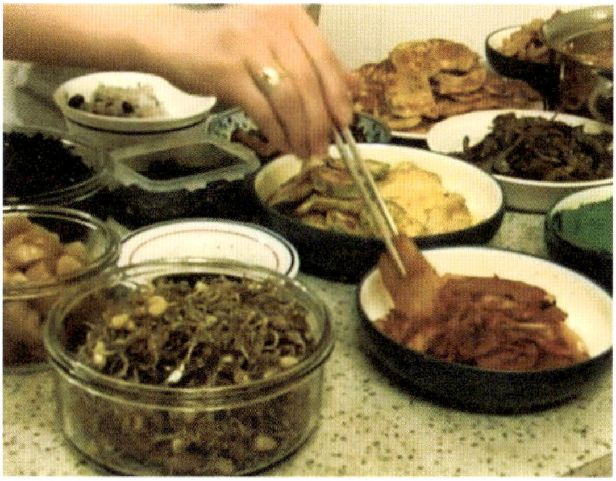
イ・ジェヒョンさんの自然食

「チェ・ウォンチョル先生に出会って、心が安らかになりました。抗がん剤治療では、食べ物もろくに食べられず、匂いだけで吐き気がしていたんです。ひどく吐くこともあり、自分で身体を支える気力もなかったので、本当につらかったです。でも、韓方治療をしたら心も安定してきて、食べ物も食べられるようになり、嬉しかったです。抗がん剤治療を受けるときは、歩くことはもちろん、横になった状態から一人で立ち上がることもむずかしかったのですが、韓方治療後は自分で立ち上がれて、歩くことができ、3か月ほど経った時点では走ることもできたのです。そのときの喜びは忘れられません」

韓方治療を始めながら、食べるものを選んで体質を改善し、食餌療法と韓薬、丸薬を二つ飲むのが治療のすべてだったという。最初、韓薬は苦くて飲みにくいと考えていたが、思ったより匂わず飲みやすくて、まったく苦しくなかったと言った。イ・ジェヒョンさんの飲む治療薬物は、漆の成分が入っている一種の抗がん治療薬。それ以外には特別な運動をすることもなく、抗がん剤治療を中断した状態なので、体調管理に少し注意を払い、簡単なヨーガやジム運動で健康を維持しているという。

1998年に小細胞肺がんⅢ期の診断を受けても、今まで健康に暮らしているジョン・ミジャさん。1997年12月に韓方治療を始めてから高校と大学を無事卒業し、13年が経った今も白血病が再発せず健康に過ごしているイ・ジェヒョンさん。

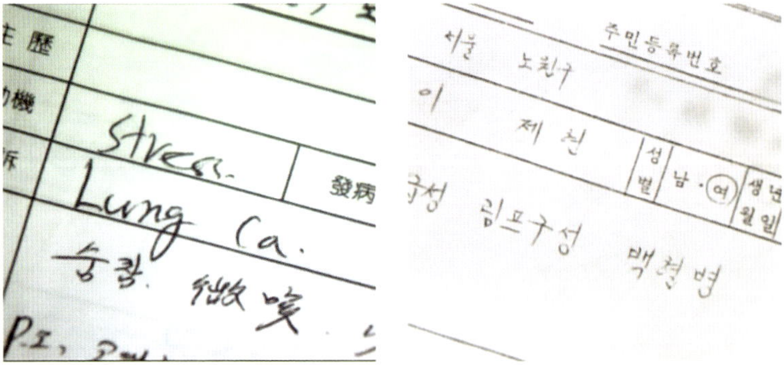

1998年発病したジョン・ミジャさんと1997年に発病したイ・ジェヒョンさんの診断書

彼女たちがしたのは、韓方から提示された自然食と粘り強い運動、そして韓薬の服用だった。

彼女らにいったい何が起きたのだろう？

江東慶熙大学韓方病院統合がんセンターのチェ・ウォンチョルセンター長は、がんの原因を瘀血《おけつ》と見ている。この瘀血を取ってあげることが、がんを征服する道だという。

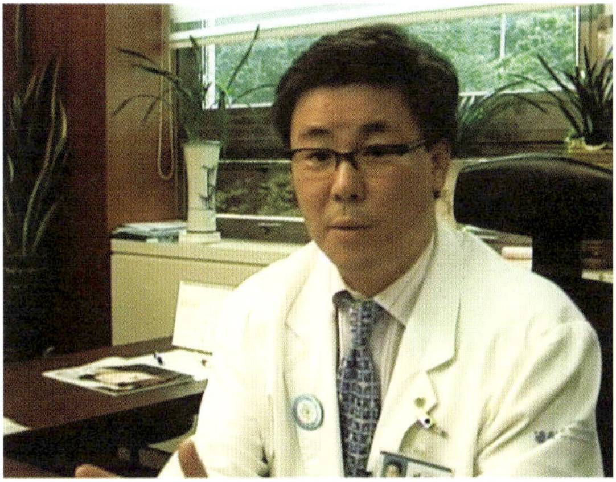
チェ・ウォンチョル江東慶熙大学韓方病院　統合がんセンター長

チェ・ウォンチョルセンター長は、現代医学で新しく浮上している人類の疾病に対応することを、とても重要に考えていると言う。現代人類が生活習慣病や難治病、がんという疾病に直面している状況で、このような疾病を克服する方法を探さなければならない。チェ・ウォンチョルセンター長は、環境的進化と生体的進化の調和が壊れたとき、病気が生まれると考え、過去の文明と現在の文明、環境、そしてその間で起きる生体進化の間の調和が、今や壊れていると考えていた。このような不調和により急速に増加した病が、がんであるとのことだ。がんはもしかしたら、進化の加速によるスキャンダルであると。それゆえ過去に安定していた生体の形に返る医学と文明があれば、がんのような現代人類の課題を克服できるのではないかと疑問を提示した。

長寿村や人類の文明がよく届いていない場所では、がんの発生率が少ないことにも注目した。彼は、人類が現代化の速度を上げすぎて、身体がそれについていけずに生じるものががんであると考える。人類史を見ても、最近の50年間に起きた文明の発展は、それ以前の1000年の発展に相当し、こんなに早く変化する状態に適応しなければならない緊張と不安の連続、また早く適応しなければならないというストレスががんを作ったと彼は考えていた。

人類が本格的に文明を作り始めたのは農耕と牧畜を始めてからである。農耕と牧畜の始まりは、人類が自らの力で自然の生産性を利用しはじめたことだ。ここから人類は定着生活を始め、人口も急速に増え、文明が発生するようになる。そのような古代文明の持続は約1000年を超えた。しかし、この長久な文明発達の時間が、100年から10年に圧縮されている。以前は十年一昔と言ったが、最近は一年一昔と言えるほど急変している。産業開発と情報化の発展が文明にさらなる加速度をつけているが、問題は心身がその速度についていけないことである。人類の身体は長い時間進化を繰り返し、今の形態になった。しかし、わずか50年も経たず、あまりにも早く変化する周辺環境と人類の進化速度が合わなくなりつつある。1人が一生でやるべき精神労働と肉体労働の量は決まっているのに、現代社会ではこの労働の量を超えて、早く成し遂げなくてはならないと圧迫をかけられているのだ。

特に韓国の場合「我々の1年は世界の10年」というスローガンを掲げ、他の国より「早く早く」と急いできた。統計を見ても、西洋式生活習慣を受け入れるアジア国家のがん患者発生率は、急激に増加していると分析されている。WHOなどの専門家によると、アジア地域のがん発生率は、2020年になると現在より約60%以上増加すると予測している。すでにアジア太平洋地域のがん死亡率は、全世界のがん死亡率の45%を占めており、2002年だけで409万人の新しいがん患者が発生したことがわかった。数値によると2020年まで780万人のがん患者が新しく現れると予想する。人口13億の中国のがん患者数は全世界のがん患者の約20%を占めていて、心臓病に続き、2番目に高い死亡原因として記録されている。

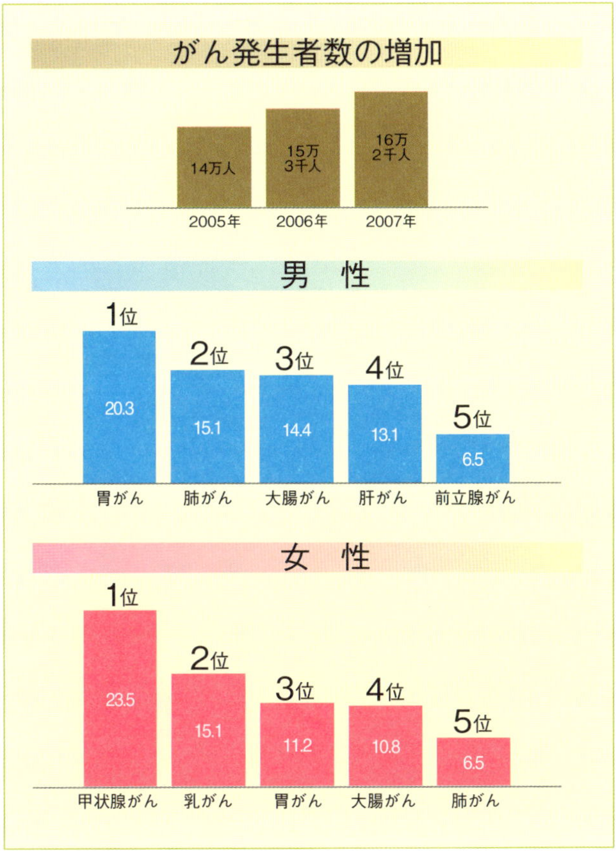

韓国の状況もさほど違わない。2009年12月、中央がん登録本部は、国家がん登録を通して全国民を対象に算出したがん発生率を発表した。がん発生数は2006年に15万3千余人、2007年に16万2千余人と2005年の14万余人と比べそれぞれ5%、11%と増加した。男性のがん発生率頻度順位は胃がん、肺がん、大腸がんの順番で、女性は甲状腺がん、乳がん、胃がんの順番だった。

チェ・ウォンチョル博士は、こんなにがんが増加する理由は、あまりに早いサイクルで生活をする現代人の習慣によるもので、これがストレスとなって体の血流を変化させる瘀血《おけつ》が生じると見ている。すなわち、血液がねばねばとして固まってがんを引き起こすのだ。それでは、この瘀血とは何だろうか。

2 六鬱症と瘀血を解消すれば、がんは消える

瘀血は西洋医学で認定している診断名ではない。また、この瘀血はCTやMRIで映し出されることもないので、この実体を見分けたり、画面に収めたりすることは容易くない。

このような悩みを持っているので、チェ・ウォンチョル博士は自身の研究室に私を案内してくれた。

研究室には東医宝鑑に対する各種図表や、瘀血ががんに進行する段階の画像が広げられていた。そこでは、ある人が生血液分析をしていた。多発性肺転移腎臓がん患者であるホ・ミョングさん。腎臓から肺にがんが転移

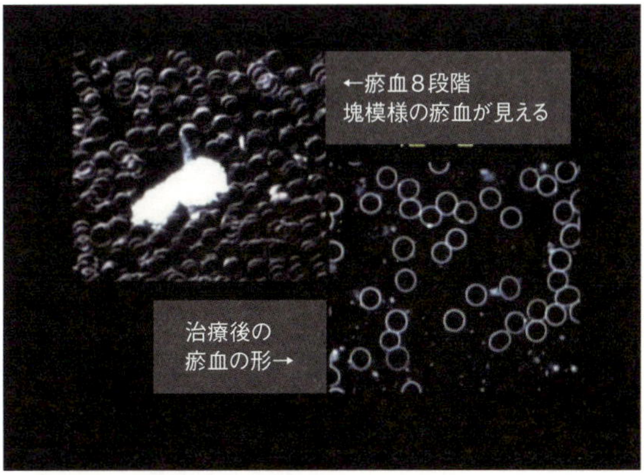

ホ・ミョングさん治療前後の血液状態

した後に、ここを探し、訪れた。

生血液分析機は、がんと診断された患者の瘀血状態を分析し、健康状態を把握するための装置である。現在、ホ・ミョングさんの血液は綺麗な状態だ。3年前には瘀血が塊になっていた。

「腎臓を切り取りました。腎臓がんⅡ期で、腎臓全体ががん細胞で覆われている状態でしたね。それで3か月後にがんは肺に転移したと言ってたなあ。小細胞肺がん（腎臓がん肺転移）Ⅳ期の末期だったよ。それは2006年10月末だったね」

医者はすぐに免疫治療に入らないと死亡すると診断した。ホ・ミョングさんは、担当医に自身の手術後の生存可能性を聞いた。医者は少し困っていたが、5%と答えたという。

ホ・ミョングさんはいろいろな専門書籍やインターネットを隈なく探し、腎臓がんから転移した末期がん患者たちが既存方式で治療するとき、生存可能性は平均してわずか6か月に及ばないということを知った。ホ・ミョングさんは、いっそ治療しないで残された時間を楽しく過ごそうと決心した。しかし患者が治療を拒否したため、心配した家族と友人たちが噂を頼りにあれこれ探した結果、韓方でがんを治

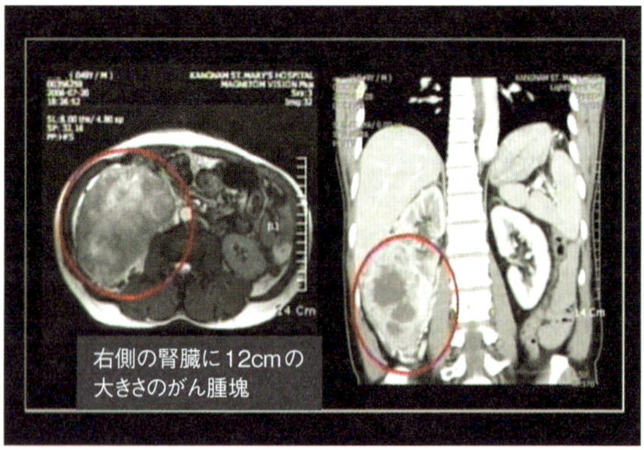

手術前ホ・ミョング氏の腎臓を占めていたがん

療する江東慶熙大学韓方病院を紹介したのだ。

ホ・ミョングさんは病院に来て、「寝ていなくてはいけないのか、それとも歩き回ることができるのか」と一つだけ聞いたということだ。歩いても大丈夫だという答えを聞いてから、ホ・ミョングさんは家族たちのためになるならと病院に通って、あちこち気楽に旅行に行ったという。1年ぐらい過ぎたころ、ホ・ミョングさんは偶然にも自分が治ったと気づき始めた。10年間、自分を悩ませた悪性足爪水虫が治ったことをある瞬間に発見し、体の免疫力が強くなったことを知ると同時に、病院に通うことが楽しくなり、医療陣に対して感謝の念を抱くようになった。

「初めて病院に来たとき、私は血液の状態を見てとても驚きました。完全にメチャメチャでした。昔、本で見たような状態ではなくて、赤血球が潰れてぺちゃんこになってくっついていました。

その時に先生は健康な人の血液を見せてくれて、我々の目標はこの血を健康にすることです、とのお言葉をいただきました。ものすごく印象的でした。ふつう韓方治療は目に見えないので、どのように治療されるのか理解するのが大変ですが、韓薬や鍼や灸で治療をして定期的に血液の状態を目で見ることができました。先生の言葉どおり、徐々に血がきれいになり、赤血球も本来の状態に戻り健康で美しい状態に変わっていく様子を見ることができて本当に嬉しかったです」

治療前には、真夏でも厚い掛布団をかけて靴下をはかないと眠れないほど、寒さに弱かったというホ・ミョングさん。今は、夏には夏布団をかけて、靴下を脱いでからじゃないと眠れないほどに状態が好転したと微笑んだ。ホ・ミョングさんの腎臓にあるが

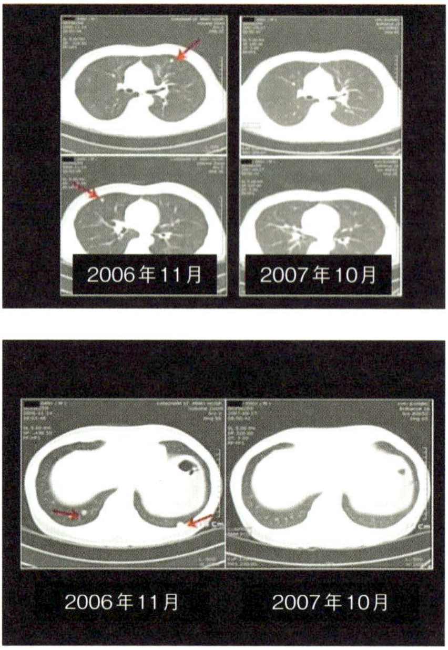

韓方治療後、肺に転移した腫瘍が消えた様子

ん塊を切除手術した時、がん塊の大きさは実に12cmにもなっていた。その上、肺に転移したがんは、10か所以上に広がっていた。しかし、韓方治療で肺にあった腫瘍は、1年だけでほぼ消滅していた。奇跡だった。

取材陣と会った日、ホ・ミョングさんの瘀血等級は、9等級から3等級まで落ちていた。生血分析機に現れた彼の血液状態は、取材陣が見てもとても良かった。誰よりも検査に同席したホ・ミョングさんの奥様がたいそう喜んでいた。

「主人は2006年12月からここで治療を始めて、その次の年の6月に血液の検査をしたときに本当に画期的に良くなっていたんですよ。本当にものすごく感激したんです。肺にあったがん細胞もものすごく小さくなっていて、本当にそうなんですよ」。

それならば、韓方で言うところの瘀血とは何であろうか。東医宝鑑の雑病編を見ると、積聚《しゃくじゅ》と癰疽《ようそ》についての説明がある。韓医学界はこの積聚、癰疽をがんとして認識しているが、東医宝鑑ではこの積聚と癰疽の原因は間違いなく瘀血というものだと説明している。この瘀血を韓医学界では肉眼で観察しようと、その方法を模索してきた。

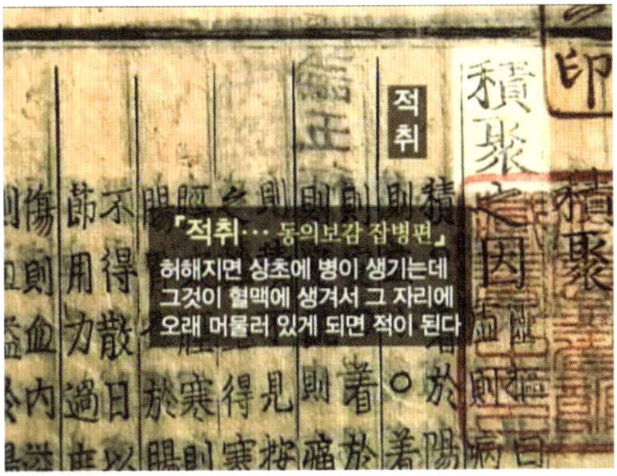

東医宝鑑雑病編―積聚
体が虚弱になると上焦に病気が起きるが、それが血脈に起きてその場所に久しくとどまっていると積になる

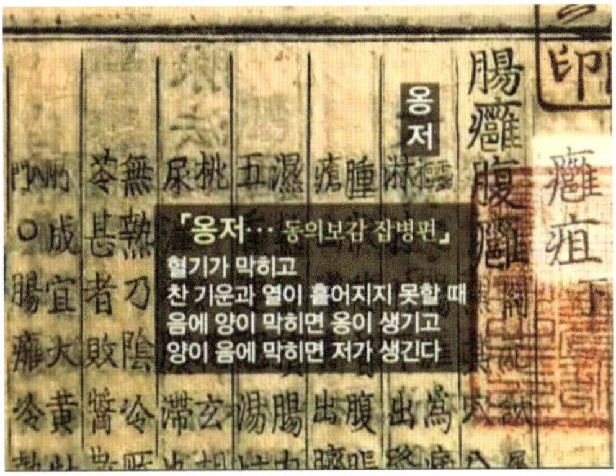

東医宝鑑雑病編―癰疽
血気が詰まって冷気と熱が散らないとき、陰に陽が詰まるなら癰がうまれて、陽が陰に詰まるなら疽が生まれる

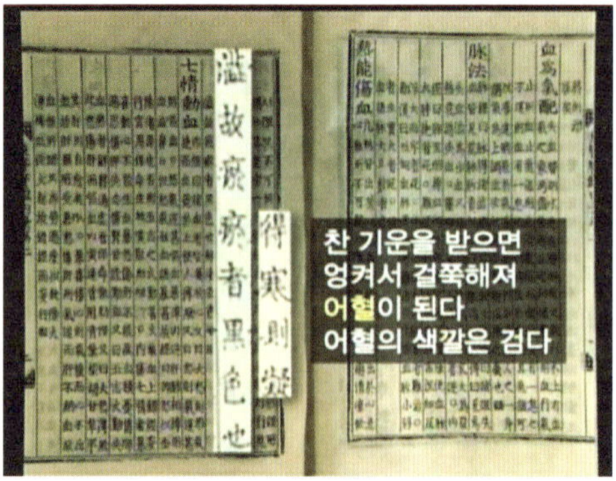

瘀血に対する東医宝鑑の説明
冷たい気を受けると凝固してどろどろになり瘀血になる。瘀血の色は黒い

大田大学韓医学博士論文である「生血液検査と気血津液変症の相関性に対する研究」を見ると、限外顕微鏡という顕微鏡を使って、各種疾患に現れる瘀血の形態を分析している。症状に従って、瘀血は多様な形を見せていた。

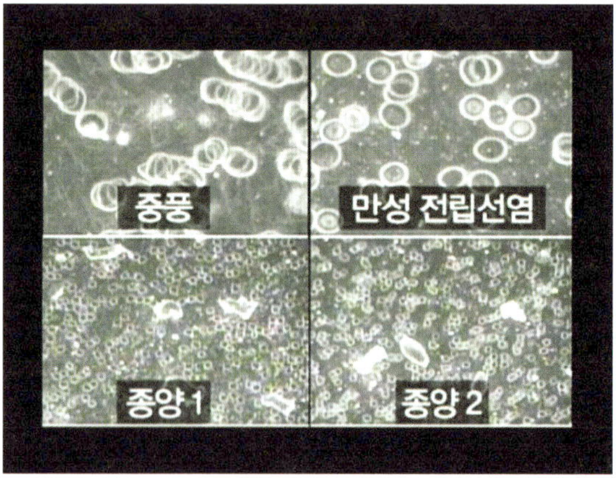

大田大学学位論文「生血液検査と気血津液変症の相関性に対する研究」に発表された各種疾患による瘀血の様子

チェ・ウォンチョル博士は、がん患者の血液を患者の死亡時点から逆算し追跡分析して、9段階に分けることに成功した。

健康な段階は3等級、生活習慣病段階は3等級、がん発生段階は3等級で総計9段階である。この中で、8、9段階のがん性瘀血が末期がん患者に現れることを確認した。この瘀血は、本来はスタグネイション（停滞）と言って、血栓の意味を包含している。流れないで1か所に停留しているものである。血が停滞すると炎症を起こすようになる。がんの段階は、この血栓が大きくなっていく段階である。韓方では瘀血というものが、内臓につくなら内臓性瘀血になり、筋肉につくなら筋肉性瘀血になる。チェ・ウォンチョル博士は、がんに変化する瘀血の様子を説明してくれた。

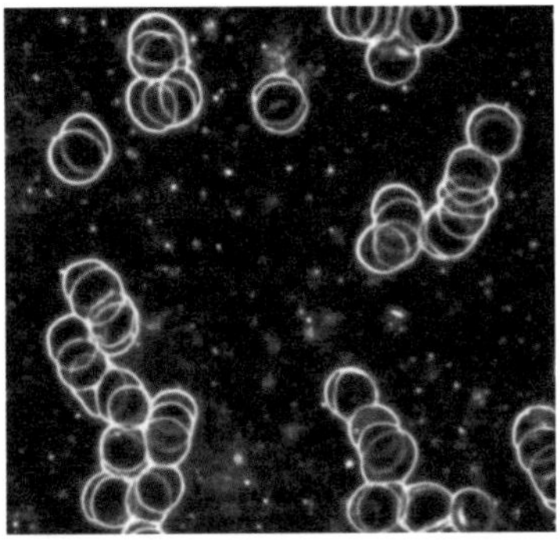
瘀血第１段階

第1段階は、健康で疾患がない人の血で、赤血球と酵素免疫活動がものすごく活発に現れている。赤血球の間の空間にある小さな酵素であるビステルも活発に活動している。また赤血球が丸く完全な形を維持していることがわかる。

第2、第3段階は、疾患がないけれど疲労を感じやすい状態と見ることができる。瘀血が形成される前、ビステルの間に汚染物質が生まれ始めることを確認できる。赤血球が足りない酵素を共有するために、くっついている様子も確認することができる。赤血球が半月型になり、死滅しているものも所々にみられる。この段階までは比較的健康な状態で、きちんと体の管理をしてゆっくり休めば、すぐに本来の状態に戻ることができる。

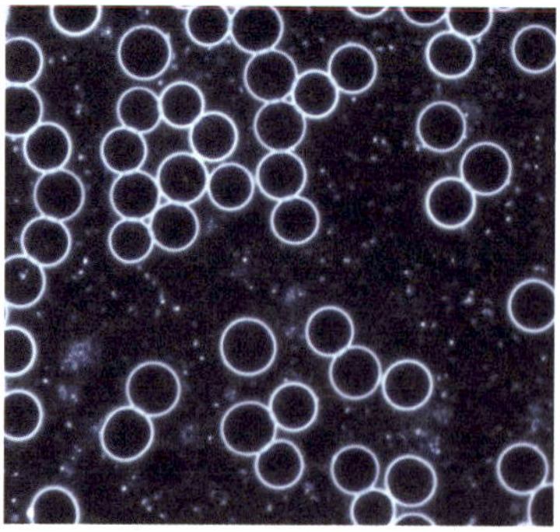

瘀血第2段階

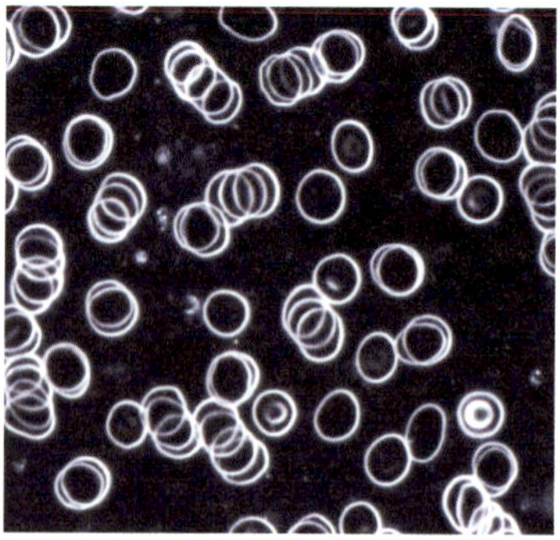

瘀血第3段階

第4段階では赤血球同士がお互いにくっつく速度が増加して、瘀血は膨れ上がる。まるでモチを作るように、幾重にもくっついており、これは内臓にできた毒素の影響を受けているためである。この段階からは瘀血が作られ始めて各種疾患を患う可能性が高くなる。

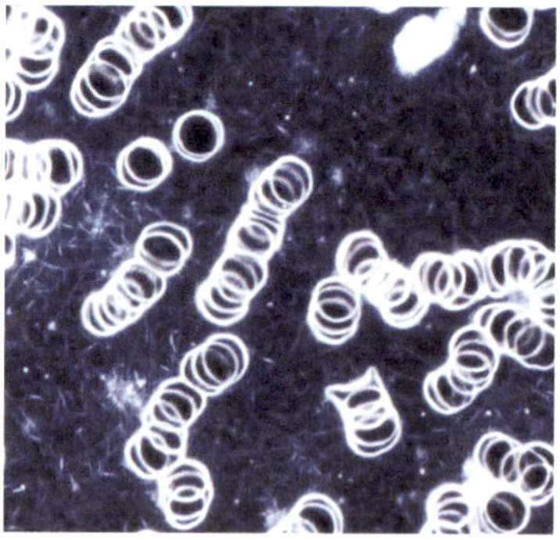

瘀血第4段階

第5段階では毛細血管のように瘀血がまとまって、毛細血管は長く線形化しはじめる。そして狭窄した赤血球は半月型になった状態で死滅してい

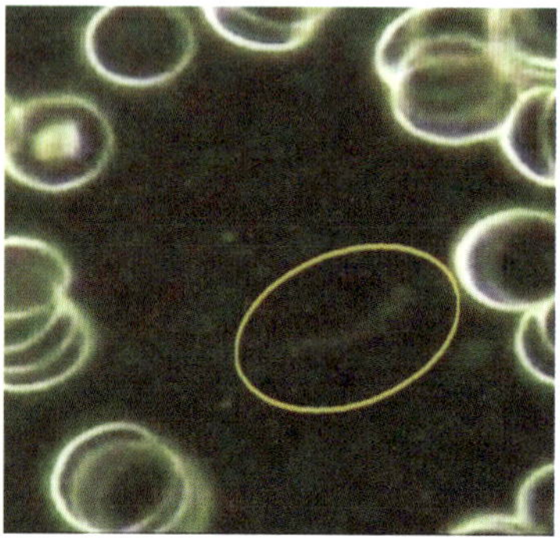

瘀血第5段階

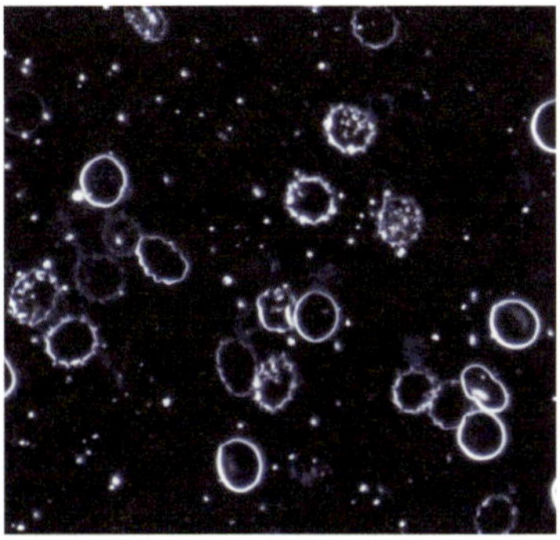
瘀血第6段階

く。

第6段階では赤血球が潰れて、瘀血が赤血球にくっついて膨らみ始める。この時期は各種疾患だけでなく、体の中にがんが生じるかもしれない状態に変わっていく。

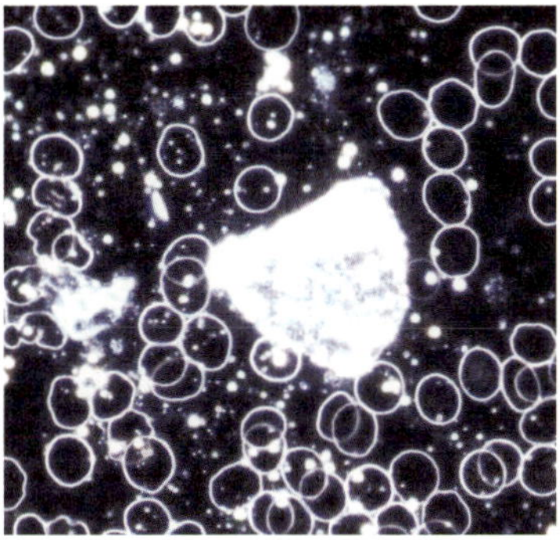
瘀血第7段階

第7段階では、瘀血が赤血球より大きく、ここからがん性瘀血に変わっていく。赤血球がお互いに吸着して、死滅していく速度も速くなり、瘀血が生まれる速度も速くなる。この段階に至ると、もはや体の中にがんが定着している状態と言うことができる。

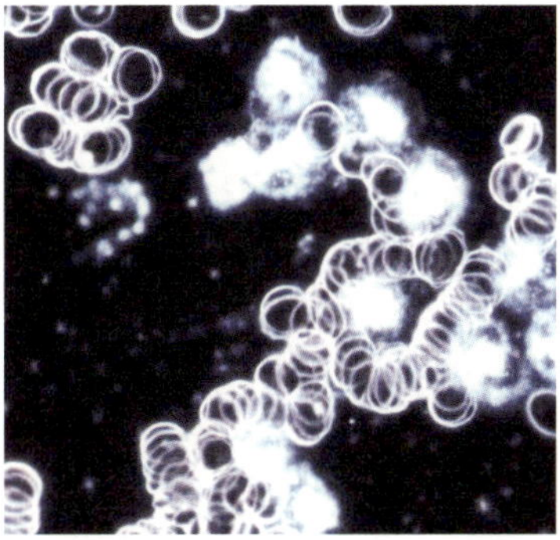
瘀血第8段階

第8段階は、瘀血が一つの管を形成する。この管は徐々に大きくなって、そばにいる赤血球を吸着する。次には、触手を伸ばすようになるが、その時が第8段階から第9段階に変わる時に見られる瘀血の変化である。

第9段階の特徴は、がん性瘀血であり、西洋医学的診断で追跡すれば、がんⅢ-Ⅳ期の診断が下される場合が相当に多い。

第9段階ではがん性瘀血の触手は代謝活動がものすごく活発で、白血球も殺して食べてしまう。

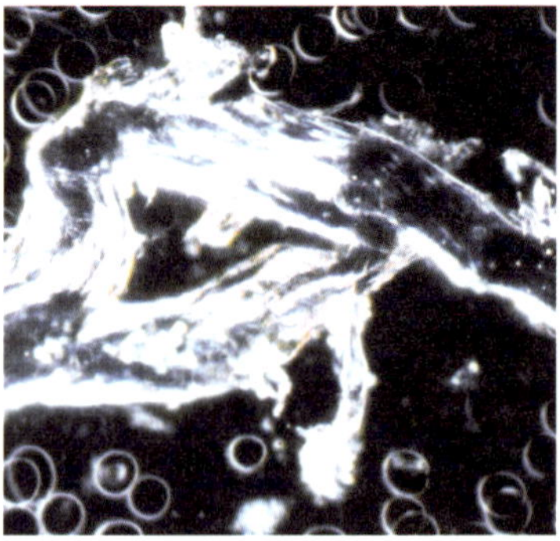

瘀血第9段階

カニのような形で生まれてくる触手の中に、赤血球が吸い込まれていることがわかる。がん性瘀血は赤血球と白血球を溶解させて大きくなっていく。

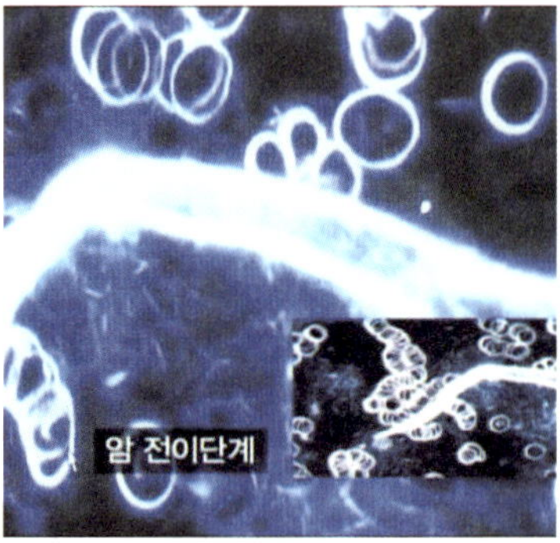

がん前2段階

このような状態になると、死に至る救急状況であると判断できる。

がん性瘀血（Para Cellus）は、チェ・ウォンチョル教授が進行がん（Ⅳ期末期がん）患者の血液特徴を研究して発見した病理現象として、がん発生研究の貴重な資料になっている。

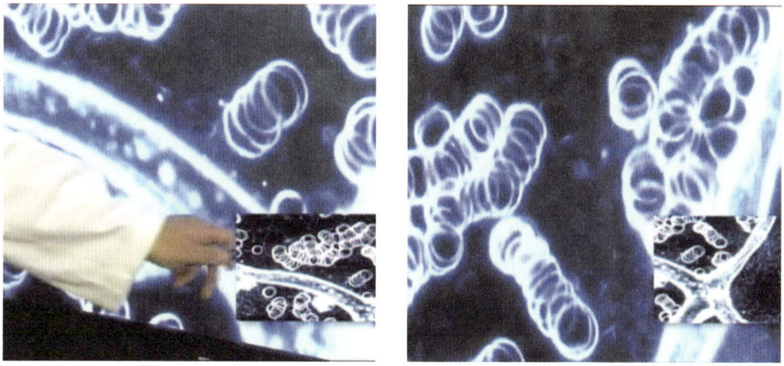

瘀血が触手を伸ばし、赤血球を吸着する様子

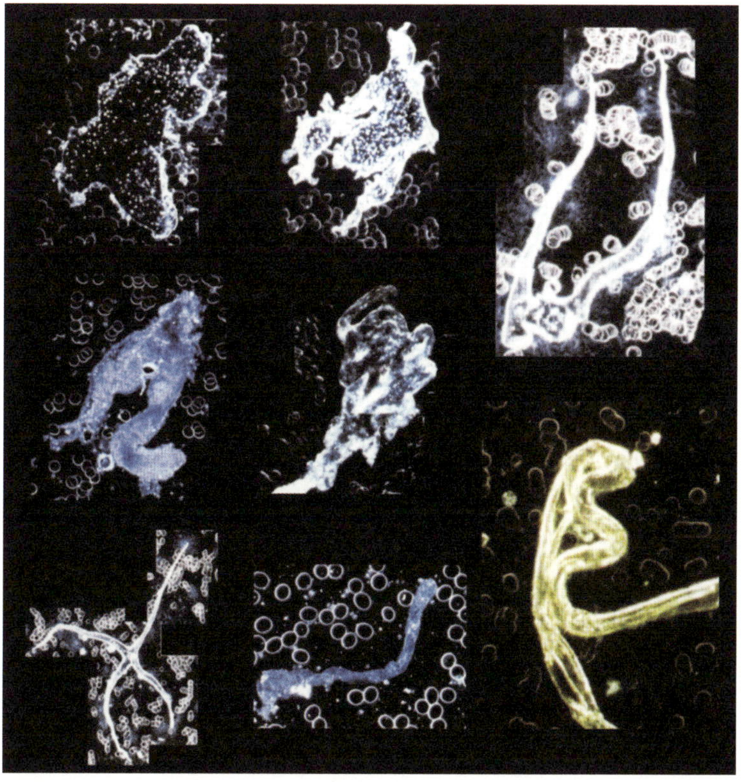

瘀血が居場所を増やして赤血球と白血球を吸収して大きくなる様子

チェ・ウォンチョル博士によると、がん進行Ⅳ期の診断を受け病院を訪れる患者の大部分は、がん性瘀血を持っているという。瘀血は1か所にとどまっている血の塊ということができ、本来、血液は淀むと死んでしまい、それが腐ると炎症になる。しかし、瘀血は死なずに生きて血液のように動きながら、周囲の赤血球と白血球を食べつつ活動する。チェ・ウォンチョル博士は実際に瘀血が成長することを観察して、特にがんⅣ期の患者たちの血液をテストしたところ、共通してこのようながん性瘀血が存在することを発見できたという。そして、瘀血の存在とがんである積聚に進むがん性瘀血の段階を知ることになった。

このがん性瘀血は、積もっていけば積聚《しゃくじゅ》や癰疽《ようそ》になって、現代のがんを韓方では身体の部位により、脾積《ひしゃく》，乳癰《にゅうよう》，肺積《はいしゃく》などと呼ぶ。

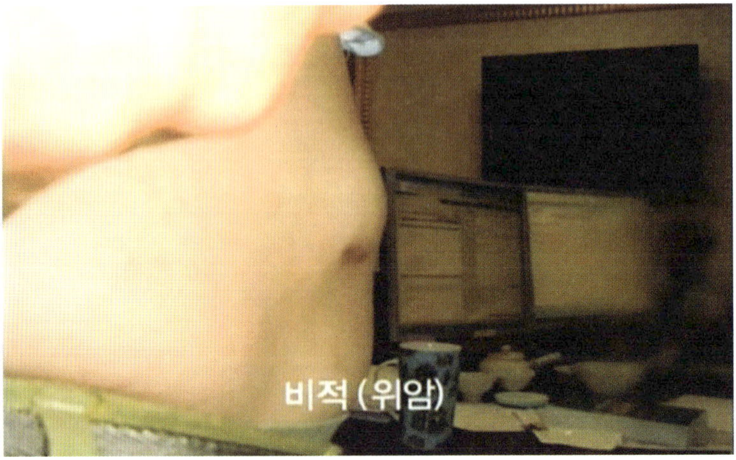

脾積（胃がん）

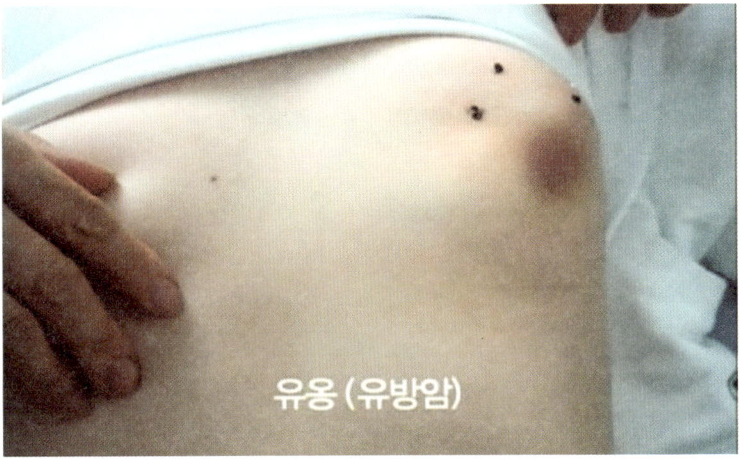

乳癰（乳がん）

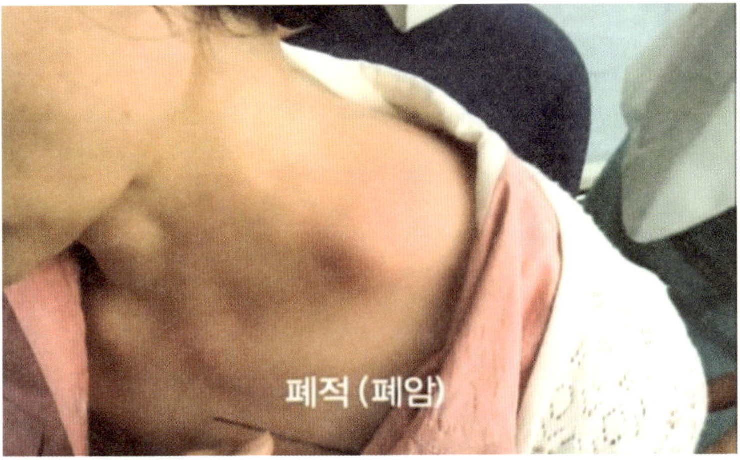

肺積（肺がん）

また、チェ・ウォンチョル博士はがんの一因をストレスとみなした。「東医宝鑑によると、がんのような場合を七情の鬱火と言います。鬱症とも言いますが、これはすべて心の病とみているのです。韓方ではがんの原因を瘀血と見ていますが、この瘀血ができる原因を六鬱症と言います。七情が互いに絡み合うこと、心のストレスを解きほぐすことができず、六鬱症になったとき、瘀血ができるということです。それでがん治療の一番の基本は、すなわち心の平静、平和、また患者自身が感情の安定を感じるようにすることが、治療の基本ということです。このように考えることが、東医宝鑑の基本精神でもあります」

東医宝鑑の雑病編では、積聚之因、すなわち積聚ができる原因を次のように著している。

積聚之因
『霊枢』に、度を越して喜んだり、腹を立てたりすると五臓が傷み、五臓が傷めば虚弱になると書かれている。風雨を受けて虚弱になると、上焦に病が生じて、これが血脈に生じてその場所にしばらく留まっているようになると積になる。

○陽明経に積が生じると、この経脈は臍の横を通っているので、腹がいっぱいの時には、その積の塊がもっと大きくなり、腹がすいている時には小さくなる。
○緩筋に生じた時には、陽明経に生じた積の時とほとんど同じで、腹がいっぱいの時には痛くて、腹がすいている時には楽になる。
○腸胃の膜原に生じれば痛い。そして膜原が外の緩筋と連結しているため、腹いっぱい食べれば楽になり、腹がすいたら痛くなる。
（緩筋：腸間膜にくっついている脂膜を言う。）

（膜原：肋膜と横隔膜がある部位を言い、モウォンとも言う。）
○腸の後ろにある膂筋《りょきん》にできる時には、腹が減ると積の塊が見えて、腹がいっぱいなら積の塊が見えず、押してみてもわからない。
○ひんやりとした湿った気を受けて虚弱になると、下焦に病が生まれる。積が生まれる初期には、体が冷えて厥証が生まれると必ず積が生まれる。厥証が生まれると足に気が通わなくなり、足に気が通わないと脛が冷たくなる。
脛が冷たくなると、血脈がうまく通わない。血脈がうまく通わないと冷たい気が腸胃に入って行く。冷たい気が腸胃に入ると腹が膨らみ、腹が膨らむと腸胃の外側に津液がどっと集まり、散らばらないで、だんだん積になる。
○突然食べ物をたくさん食べると、腹が膨れていっぱいになる。睡眠を適切にとらなかったり、度を越えて仕事をすると、陽絡脈が傷ついて、陽絡脈が傷つけば血が外側に溢れてくる。陰絡脈が傷つけば血が内側に溢れ、血が内側に溢れれば、大便に血が混ざり出てくる。
胃腸の絡脈が傷つけば、血が胃腸の外に溢れ出る。そうすると胃腸の外にある冷たい津液と血がお互いに混合してまとまり、固まって積になる。

心を穏やかにして瘀血をほぐすこと、これが韓方で言うがんに勝つ方法であった。

3 鍼と灸で苦痛と闘う

がん患者にとって恐ろしい存在は、闘病意志まで挫けさせる苦痛である。がんが進行するほど、苦痛はいつでも患者に襲いかかり、へとへとにさせる。このような苦痛は患者をさらに絶望させ、これ以上希望はないという気持ちにさせて、生を放棄させることさえある。まず第一に、このような苦痛を静め、心理的安定を取り戻した後に、患者自らが病気と闘う意志を持てるようになるのである。韓方は患者の病症と心の安定までも考慮する全人的医学として、患者の苦痛を軽減し、心理的安定を取り戻すことに力を注いでいる。

取材陣が出会った他のがん患者のキム・ソクジュさん。中咽頭がんⅢ期のキム・ソクジュさんは、がんが転移するのではと昼夜心を痛めていた。さて、この人に東医宝鑑に基づく治療方法は、果たして効果があったのだろうか？

「ここに来て治療を受けてから他の場所にまったく転移しなかったんですよ。もう1年が経ちました。まずまずで、本当にほっとしています。がんで一番怖いのが転移ですからね」

キム・ソクジュさんは、鍼と灸による治療を受けていた。韓方では、身体の一部分ではなく、全体的な原因と治療方法を探す。がん性瘀血の場合も身体中を巡る不健康な血を指しているが、この血を治療するためには患者を全体的に管理し、治療に臨む。このためには韓薬だけではなく、鍼と灸も患者の心理的安定に役立つ優れた治療法である。鍼と灸は自律神経の副交感神経を活性化させ、筋肉が弛緩して血流が良くなるようにしてくれる。筋肉が弛緩して、血流が安定すると心も楽になる。

制作陣はキム・ソクジュさんの鍼灸治療の様子を撮影した。鍼灸は気血の調和がとれた運行を重要視する。韓医師は身体の左側と右側、上と下に鍼を交叉刺しで刺激して打った。これは、身体全体の気のバランスを維持するためである。

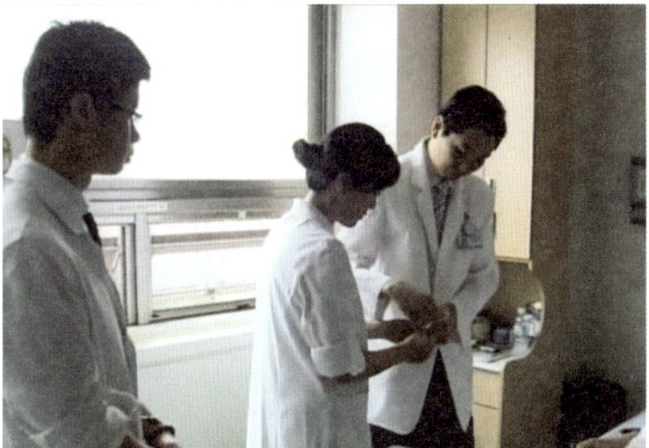
患者の体だけでなく、心も安らかにする治療法を採用する

八邪・八風穴に鍼を打つと気血は解され、がんに対する緊張感もある程度解消される。鍼治療を担当する江東慶熙大学韓方病院統合がんセンターのジョン・ヒョンシク先生は、腫瘍と身体の全体的な循環がお互い影響

を与えていると説明した。

「この人は中咽頭がんの患者さんですが、がんも腫瘍の一種と考えています。腫瘍というものは、全体的に循環がうまくいかなくて起きると見ています。いま鍼治療を行った穴は、東医宝鑑に記録されている八邪、八風、十宣穴などの穴です。この穴は痺症のように循環の悪い部分を治療するのです」

江東慶熙大学韓方病院は、韓方治療を行うからといって、西洋医学との協力診療を拒むことはない。この病院では、東洋と西洋医学のメリットを生かし、患者に合う治療を選択できるようにしている。

腹膜までがんが転移していた大腸がん患者のヤン・クィオクさんは、西洋医学病院で、抗がん剤治療を受けている。これとともに積極的に韓方治療も受けているが、抗がん剤の副作用も軽減され、免疫力も増加したという。

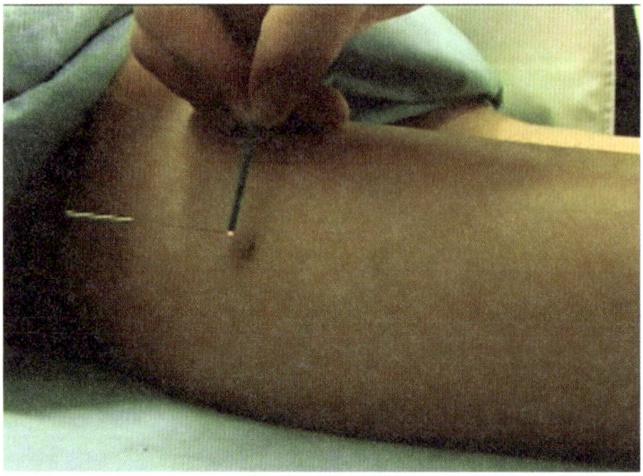
鍼灸治療は、がん患者の痛みの緩和に大きな助けとなる

「大腸がんから、がん細胞が骨盤に転移して、腹膜まで転移した状態です。今は韓薬を飲んで、かなり良くなりました」

まず、このような患者たちには気血を解し

て痛みを緩和させるための治療を行う。韓方の鍼と灸は痛みの緩和に卓越していると知られている。大腸あたりの痛みを緩和するために、東医宝鑑では大腸とつながっている経絡の陽明経を第一に鍼灸治療をする。根気よく鍼灸治療で痛みを緩和し、免疫力を高めたヤン・クィオクさんは、瘀血の状態も大そう良くなり、がん性瘀血はほとんどなくなった状態である。

韓方治療を選択するがん患者は、だいたいⅢ-Ⅳ期の患者で、これ以上行く所もなく、延命のために来る場合が多い。治療というよりは、これ以上行く所がないので、最後の手段として韓方治療を選択する人がほとんどである。しかし韓方においては、この治療法で終わりではなく、次の治療法も充分にあるという安心感を与えることが、最善の治療法であると思う。鍼灸治療で痛みが軽減されれば、患者に生への意欲が戻ってきて、食欲も出て、身体の調子も良くなる。韓方治療を受けている悪性リンパ腫の患者に会ってみた。

「西洋医学では治療はすべて終わったと言っても、患者はいつも不安なんですね。がんは常に自分の身体に内在しているから、不安が募ってイライラしてしまいます。

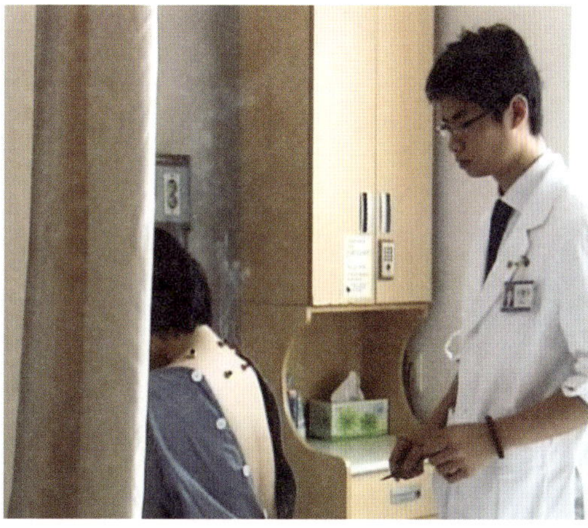

末期がん患者に最後の手段ではなく、
希望を与える治療が韓方がん治療の基本である

しかし、韓薬を飲んでからはそのような不

安感がだいぶ収まって心も楽になりました。実際にも良くなっていると感じるので嬉しいです」

2006年に肺がんの診断を受けたキム・ヨンテさんも、韓方治療を受けながら精気を取り戻し、心身を整えている状況である。以前は食事を摂るのが怖いくらい食欲もなく、身体中に精気もなかったが、韓方治療を始めてからは徐々に食欲も出て、少しずつ力も出てきた。少しずつではあるが良くなっている気分だということである。

一鍼、二灸、三薬という昔から伝わっている格言がある。患者が急性であればまず鍼で気の運行を良くして、灸で穴を通して病気を弱くさせ、韓薬を通じて病気の根本となるものを弱化させ、なくしていくということである。特に韓薬服用と同時に行う鍼灸は臓器の機能をお互い連結させ、心身のバランスを整えてくれる。瘀血は心が平和になれば自然に解消される。東医宝鑑によると「養生則積自除」、すなわちストレスをほぐして精気を補えば、積聚は自然になくなると書かれている。

患者が受ける苦痛と心理的負担を少なくし、心を安定させた後、身体のバランスを整え、免疫力を高めてがんを消滅させること。常に幸せな心で良いものを食べ、欲張らない生活をしなさいと、東医宝鑑に書いてあるように生きていくこと。

その末には、がんに耐え抜いた人たちの希望に満ちた明日があった。

インタビュー
江東慶熙大学韓方病院統合がんセンターセンター長
（現檀国大学副総長）
チェ・ウォンチョル博士

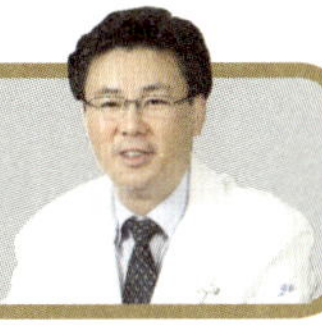

長時間のインタビューを経て、私はチェ・ウォンチョルという人物の魅力に、どっぷりと嵌《は》まってしまった。温故而知新という言葉があるが、この方は東医宝鑑でがんを完治させる糸口を探していた。彼は、現代医学の難題であるがんを治療するために、数多くの書籍を読み漁り、臨床と研究を繰り返してきた。10年前には、韓医学でがんを完治させるというと、西洋医学で無視されることも多かった。しかし、彼は最大限多くの臨床実験を試みて、西洋医学の指針どおりがん治療のデータを得るために無謀な挑戦を続けてきた。患者との信頼関係の中で、彼は独自性のある研究結果を出すことができ、生存をつづけるがん患者は増えていった。実際にチェ・ウォンチョル博士と接する患者の表情からは、命の恩人に対する感謝の気持ちを読み取ることができた。また、チェ・ウォンチョル博士が説明したがん生成理論と文明人体論を通して、彼の深い学識も窺い知ることができた。実際に、私たちはどれだけ夢中になって前のみを見て走ってきたのか。その変化の速度に適応できない人体がストレスを受け、がんを発生させるという彼の理論は独自性もあり、本当にすばらしいと考えるに至った。

PD　白血病を患っていたイ・ジェヒョンさんのような場合は、どのように治療されたのですか？

チェ・ウォンチョル博士　血液系のがんの場合は、我々が先ほど定義した瘀血の代表的疾患であると考えています。その患者は抗がん剤を使用したあと敗血症が起き、抗がん治療をそれ以上受けられない状態でした。私は白血病の原因を瘀血と考えて、瘀血剤を使って瘀血を除去しました。瘀血がなくなると炎症や他の敗血症がなくなり、その後はがんの再発もありません。治療後の経過もとても良く、10年以上経っても健康に生存しています。

PD　肺がんのⅢ期だったジョン・ミジャさんは、どう治療していったのですか？

博士　事実、それは初期対応がとてもよかったケースです。進展型でスモールセルタイプといって、小細胞肺がん期を分けるより、限局型か進展型かによって治療法が異なるのですが、彼女のように進展型であればがんは転移していると見ます。進展型に対して抗がん剤治療をしていたのですが、持続できずに我々の病院に来たケースです。実は、抗がん剤が良く効くと延命する場合もありますが、抗がん剤治療がうまくいかない場合は、次のステップとしてこのような瘀血治療をするのが妥当ではないかと思います。

既存の医学は韓医学と比較して即時的であり、効果のある方法を探して素早くする治療と言え、韓医学はある程度速度を抑えて進行させる治療と言えます。陰と陽の道理を考えても、一つは相手が早いほどもっと先を行って対処するという意味があり、もう一つは速度を抑えて対処するという相反する治療方法です。この二つの治療法がうまく溶け合ったら一番良いでしょう。私は速度を抑え、患者が楽に治療を受けられるようにするほうです。肺がんⅢ期であったジョン・ミジャさんの場合も、ゆっくりと進めるこのような治療が本人によく合っていたと思います。

PD　がん患者を診療して治療する際、心の治療からはじめ、そののち韓薬の治療に入るとおっしゃっていましたが、心の治療はどのようなことをされますか？

博士　たとえば トリインフルエンザや新種トリインフルエンザのような新しい疾病が誕生すると、新しいということで相当怖いですね。ただし、事実を知ってみれば致死率は0.17%、0.2%程度にとどまります。相手をよく知っていれば恐怖感が軽減することとよく似ています。がんも同様です。患者はほかの疾患は経験がありますが、「あなたは末期がんです」と言われるような話は本当に一生に一度くらいの経験なので、大きなショックを受け、突然悪くなることがあります。非常に怖い状態に陥ってしまうのです。

それでまず私は、がんを克服して生きている人に関する根拠を見せます。たくさんの患者を診てきたので正確で多様な例を見せることが可能です。また患者が恐怖感を感じるとき、一番うまくがんと向き合って成功した事例を見せます。それだけでも患者は素晴らしい心の安定を取り戻します。韓方では、気と血の循環がいずれも良いことを治療の根本と理解しますが、気は精神的安定と、血は食事から栄養、排泄までの食べ物に関するすべてと考えてよいでしょう。

私は、末期がん患者には精神に対する部分が、他のどんな治療要素よりも、もっと重要だと考えます。恐怖感自体が死亡率をかなり上げる原因になるからです。一般的にストレスをうけると食欲が出ないというように、死という宣告をうけ、余命2か月，3か月と言われて、こんな状態でどこから食欲が出るんですか。それではだめですね。生きられるという根拠と、あなたはそれほど深刻ではなく、それよりもっと悪い状態の人も生きているという安心感を与えなければなりません。そして、患者と韓医師の間に親密感や信頼関係が形成されてから治療が始まると信じています。おそらく、ほとんどの韓医師が同感すると思います。

PD　今回論文を出して、韓方治療の画期的成果と評価されています。臨床試験において被験者数とその過程について説明してください。

博士　実は、東洋医学的実験プロトコル*をもって、発展した産業化の結果である西洋医学的プロトコルに代入することには問題があります。なぜなら、そっちはすでにあまりにも膨大な規模のプロトコルを持っているからで、中国でさえ一度も成功した事例がありません。また倫理的側面でも引っかかります。すでに既存医学で治療をしているのに、なぜそっちで治療をしようとするのかと言われると、それもやりにくいことです。しかし唯一残る分野である、西洋医学で治療を失敗した部分、これ以上何もできない分野であるがんを始めるようになりました。

そのような状況で、最近出たSCI論文の価値は、我々が独自治療に初めて成功し、また西洋医学の先生方から論評をいただいてから申請し、掲載されたというところに大きい意義があると思います。また、既存の韓医学も西洋医学のように相互補完的な部分があります。西洋医学で治療がむずかしいといったときに我々が治療を行うということで、最初から直接治療することはまだ厳しいです。我々はI，Ⅱ，Ⅲ期のがんをあまり治療していないので、西洋医学で治療に失敗したケース、一番適切な時期として抗がん剤で1回か2回程度失敗をした時に来てもらえると、我々にも心の余裕が少しできる状態でして、3，4回も失敗してから来られると、こちらとしても治療期間が1〜2か月しか残ってなく、そうなると治療目的より療養に重点をおきます。少なくとも3か月から6か月程度時間が残っている時期に、挑戦できた機会がありました。個人的にはこのような機会をくれた韓方病院に感謝の気持ちを伝えるとともに、たくさん助けていただいた各分野の先生たちにも、感謝の気持ちを伝えたいです。また、英語という国際言語で初めて韓医学がSCI雑誌に論文を出したところに意味があると考えてくだされば嬉しいです。これから世界的基準になるプロトコルが確定して、世界医学として発展できれば、そのときには本当に良かったと言えると思います。

*注　実験プロトコル…実験の手順、および条件などについて記述したもの

PD　実験群はどう設定されましたか？

博士　すでに2回行いました。以前私が働いていた廣惠院病院で1回、江東慶熙大学韓方病院でこのように行いました。医学と科学の基本は再現性です。よって、がん末期は通常6か月〜1年、1年6か月〜2年と、このように時間の間隔をおきます。生存率を治療後1年から18か月程度で見るのがふつうですが、私たちは2年程度経過を見てきたので、我々が行った治療に対する再現性はある程度保存されたと思いま

す。1回目に廣惠院病院で10年見て、江東慶熙大学韓方病院では2年を見ました。よって時間的に見るとその期間の再現性があり、それがだいたい進行中のがんだったので、進行がん治療に役立ったと評価しています。

PD　今回の実験でネクシア（NEXIA：漆の抽出物）と鍼灸、そのようなものがすべて併用されたのでしょうか。

博士　治療をするときは、メイン治療と補助治療があります。たとえば、がん患者が風邪を引くと風邪薬が投与されるでしょう。韓方薬として葛根湯など数多くの韓方薬が使用されています。出血があると地楡湯という韓方薬が補助薬物として使用されます。メイン治療薬物はもちろんネクシアです。ネクシアという名前は、既存医学で一度失敗した時の次の段階の治療、Next Intervention（次の段階の介入）という意味を持っています。西洋医学で失敗しても、諦めないで次の治療を考えてみようという次元から開発されました。既存の抗がん剤で成功した人にはその抗がん剤を維持し、既存の抗がん剤に耐性ができたり、体力が持たず、治療を続けられない部分をそのまま放置しないで、治療を試みることができる大きなプレゼントとも言えます。

PD　東医宝鑑の治療効果について説明していただけますか。

博士　東医宝鑑は一種の宝物殿だと思います。どのように利用するかによって活用方法も変わってくる、言い換えれば辞書のようなものです。その中には、韓民族と共に生きてきて、命を共にした千年の歴史があります。東医宝鑑の歴史は400年ですが、その中にある文字は千年、二千年にもなる医学なんですよ。朝鮮時代医学を勉強して、こんなに古い医書が本当に必要かと考え、単純に必要な部分のみを抽出して学べばよくて、全部はいらないと最初は大して重要に思わなかったのです。ただし、今は少しその考え方が変わりました。進化という大きい枠から考えて、体が安定だった時期、その時期の医学が必要になる時代がきたのではと考えます。それで科学の限界の壁にぶつかったり、薬物に耐性ができたとき、まるで化学肥料に汚染された土壌を、堆肥を利用して救うようにするのが正解ではないかと思っているのです。その堆肥の役割を果たせる医学が、まさに東医宝鑑です。東医宝鑑は、先祖の医学と知恵がこもった宝物殿だと思います。

4 漆の抗がん効果

チェ・ウォンチョル教授は特産品の漆の木から抽出したエキスから、アレルギーを誘発する成分を除去した漆の津液を抽出、これをがん患者に使用している。この抽出液は数多くの臨床実験と検証を経て、認定されている。しかし、チェ・ウォンチョル教授が東医宝鑑に登場する多くの薬材の中で特に有毒な漆に注目した理由は何であろうか？

ノロや鹿のような野生動物は、たいがい漆の芽をよく食べる。漆の木が多い場所からノロを追い出しても、結局戻ってきて漆の木の周辺に住む。私たちの先祖は、漆の毒を薄めて食べる方法で漆鶏を作って食べていたが、漆鶏を食べる国は韓国しかない。

山清郡今西面に入ると、漆鶏を作るお店があった。主人に漆の木がどこにあるかを聞いたら、オートバイに乗って“ついて来い”と言った。

漆の木は落葉闊葉喬木の一種で木の高さはふつう12m、直径

40cmで樹齢200年まで育つ。7～10年周期で漆の抽出液を採取した後に伐採し、萌芽として繁殖させ後継林を造成する。雌株と雄株があって雄株は5つの雄しべと柱頭が3つに分かれた1つの雌しべがある。漆の主成分は漆酸（$C_{21}H_{32}O_2$）70%、水分20%、ゴム質8%、含窒素物2%などで構成されており、品質を決める漆酸成分は中国産に比べ20%、日本産に比べ10%以上多く含まれていて、韓国の漆が世界的にも優れているという。

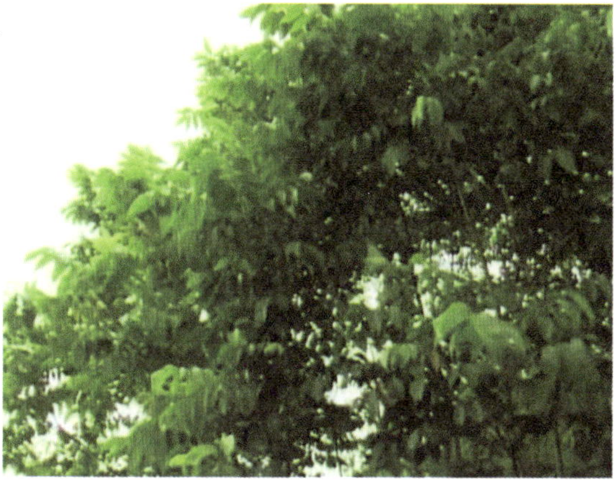
野生の漆の木

韓国全国で植えられるが、原州一帯で漆の木が多く育てられている。それは日本植民地時代から原州の漆が世界的に認められ、日本人が漆を日本に搬出する目的で雉岳山一帯と近隣の地域に大量の漆木を植えたという。そのとき切り出した漆木から後継林が造成されてきて、近来に至ってこのような立地条件を生かして江原道原州の特殊施策事業として推進され、国内で一番多く栽培されている。

漆鶏食堂の主人イ・ジョンウンさんが、高速道路周辺に密集している漆木の群落を紹介した。漆木は漆をうつす毒性が強いため、人通りの少ない河川周辺や道端によく植えられるという。あえて人通りの少ない場所に漆木を植え、子孫がうまく利用できるように配慮した先祖たちの知恵である。それで今でも村の所どころ辺鄙な場所に、漆木がうっそうとまではいかないが発見できる。漆木の前に立って帽子を脱いだ漆鳥食堂の主人は、顔色が良くエネルギーが感じられる。年齢を聞くと今年70歳だと言う。鎌を持って漆の枝打ちをする姿からは、並大抵の力ではないと感じられた。

「漆木を釜いっぱいに入れて煮込んで、枝葉をすくい捨てて、そのスープに鳥を煮込んで食べ、そのあともち米を入れて煮込むとこってりした味がとてもいいです。1年に3〜4回だけでも食べれば、他の薬はいりません。漆木は春になるとタラノキのように芽吹きます。その芽もちぎって食べて、漆鳥を食べると健康にとても良いです。がんの予防にも良いですし」

チェ・ウォンチョル教授はこの野生の漆木に注目した。東医宝鑑湯液編木部を見ると、漆木は特性が温かく瘀血を溶かし、積聚を取りのぞく薬材と説明されていた。消瘀血と破堅積。許浚《ホジュン》は瘀血と積聚をなくすためにこの漆木を挙げた。

「乾漆、すなわち乾いた漆木に対する効能を見ると、東医宝鑑湯液編に『消瘀血と破堅積』と説明があります。つまり、消瘀血、瘀血をなくし、破堅積、がんに相当する塊である積聚をなくすことのできる治療法です」

チェ・ウォンチョル江東慶煕大学韓方病院統合がんセンター長は、この漆木の抗がん成分を抽出するために、東医宝鑑の単方で糸口をつかんだ。東医宝鑑の単方によると、乾漆すなわち乾いた

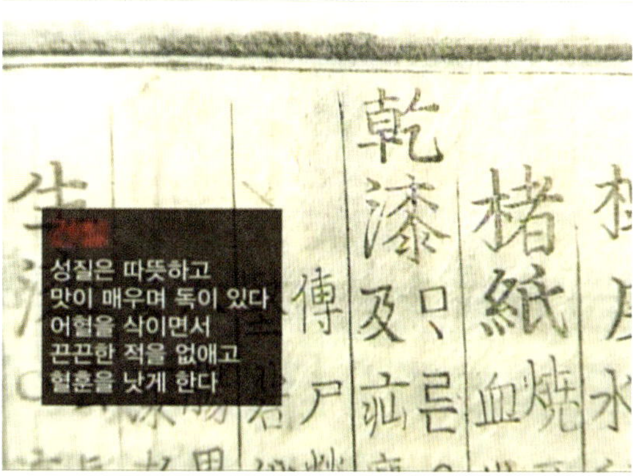

東医宝鑑にでている乾漆に対する説明

「乾漆（乾いた漆）」

特性は温かく、味は大そう辛く毒がある。瘀血を溶かし、月経が中断される。疝瘕症を治す。小腸をよく通じさせ、回虫を取り去り、ねばねばした積を散らして、血暈を直し、三虫を殺す。肺結核にも使う。

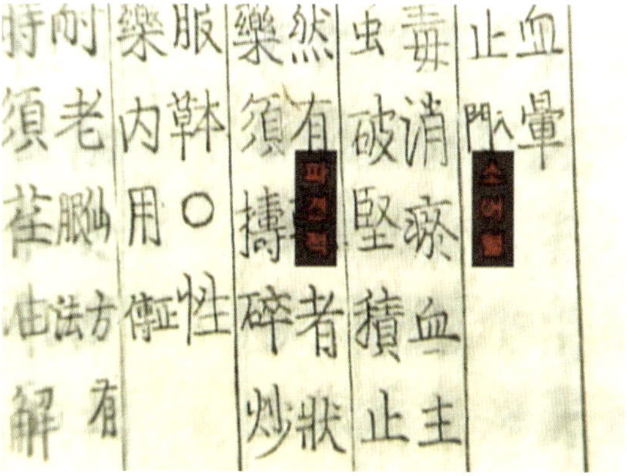

漆木の効能を説明する東医宝鑑…破堅積、消瘀血

漆の木を小さくつぶし、お酢とのりで練りこんだあとで丸薬を作って食べるようにと書かれている。

チェ教授はこの単方に続いて、14段階のプロセスを経て漆木の抽出物を作った。東医宝鑑にはさまざまな複合処方があるが、唯一乾漆だけは漆木薬材のみを利用するように単方処方をしている。実際、単方を使う場合、漆成分の変化を防止し、効能をさらに強化する現象があった。

彼はこの漆の抽出液を、進行性非小細胞性Ⅲ期、Ⅳ期の肺がん患者85名を対象に投与した。結果は驚くべきものだった。85名の患者の中で1年以上の生存率が58.8%、2年以上の生存率が32.9%と現れた。さらにこの研究には2名の西洋医学の医師が参加し、一緒に研究結果を分析したため、データの信頼性がさらに高まった。

今まで西洋医学が韓医学の研究結果を裏づけることは非常に稀なことであり、もし発表がうまくいかなかった時には、同僚の医

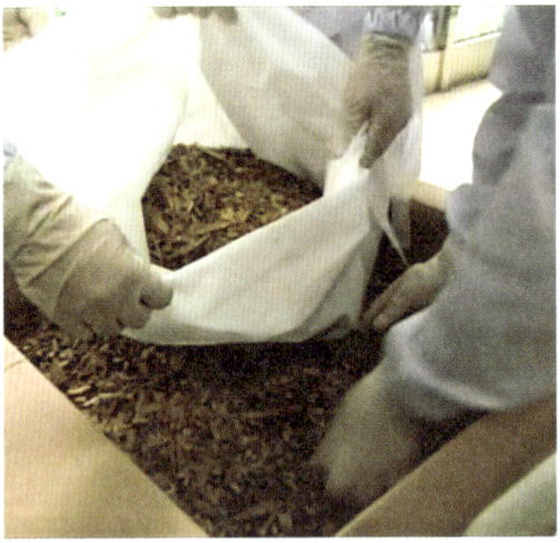

漆の液を抽出する過程

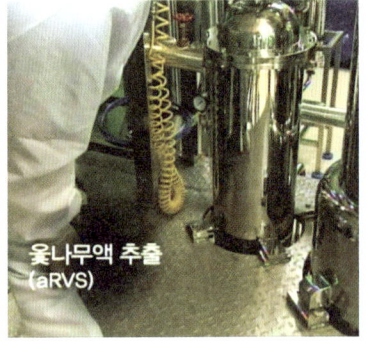

漆の液の抽出(aRVS)

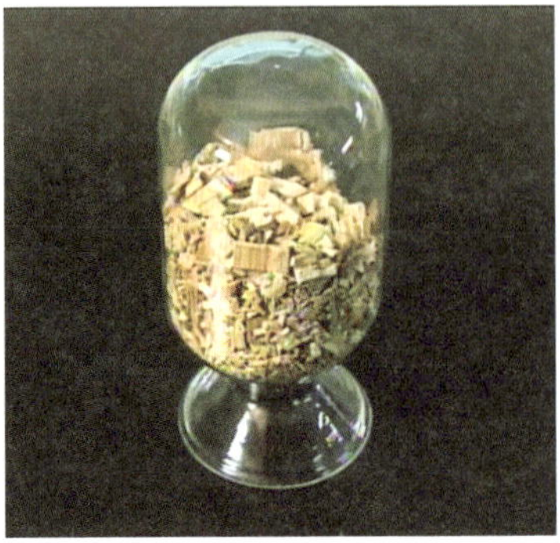

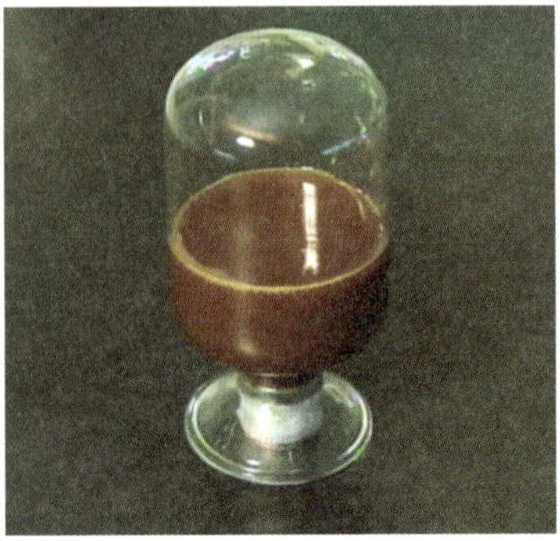

抽出が終わった漆の木とaRVS。漆は単方で使われると医療効果が高い

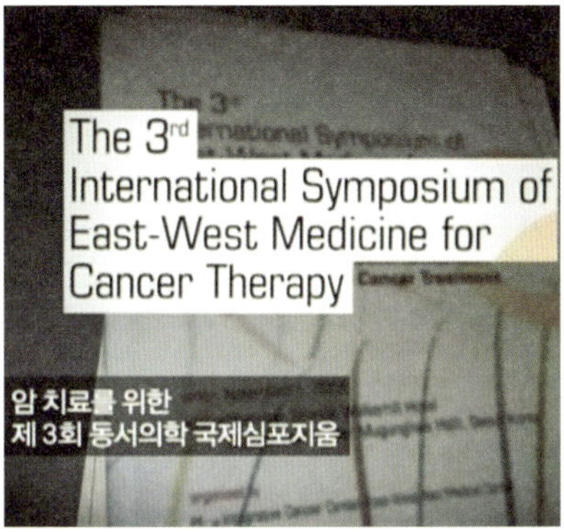

漆の木抽出液の効果を発表した〈がん治療のための第３回東西医学国際シンポジウム〉

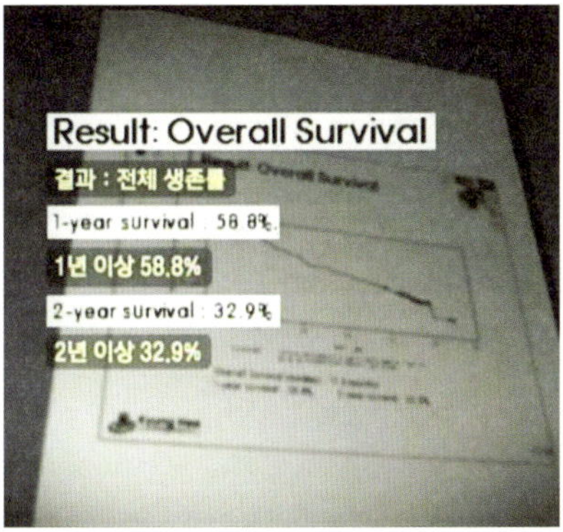

末期がん患者85名を対象に実験し、２年以上生存率32.9%、１年以上58.8%の効果を得た

療人から爪弾きされるのが我々の医療環境であるため、その西洋医師らとのインタビューは数回の固辞のあげく辛うじて進行することができた。補完代替医学だ統合医療だなどと呼ばれて、洋韓方医学の統合が論議されているが、これはごく一部分の話であって、実はこの2つの分野の医療機関の間では、領域争いが存在することは厳然たる事実である。にもかかわらず、インタビューに応じてくれた方々は最初から一緒に研究をしてきたので、その結

果について勇気を持って発表できたという。

個人的にも彼らのインタビューがなかったら、放送自体もむずかしかったのではないかと思う。人の命を扱う内容を伝えるときは、それだけ一層気をつけなければならない。また、より一層科学的で客観的な資料で裏づけされないと、ある片一方の主張によって放送が不可能になる場合もあった。もし、大韓医師協会で韓医学の研究結果を信頼できないと言って放送禁止仮処分申請をするとなると、PDである私としては並大抵の困難ではない。そのせいか、インタビューの時は緊張感が大きすぎて、固唾を呑む音が大きく聞こえるほど周りは静かだったし、質問する側も答える側も神経が苛立っていた。

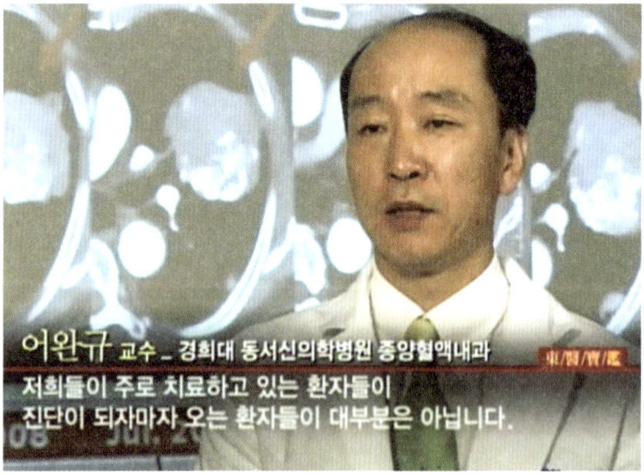

江東慶熙大学韓方病院　腫瘍血液内科オ・ワンギュ教授

「我々が治療を行っている主な患者は、診断されるや否や来る患者ではありません。大半は、ほかの病院で長いあいだ様々な治療を行った方々です。その間に何度もその治療に対して不適応反応を見せたり、病気も相当進行していたりする方が多いです。そのような方々にこのような治療を行うことによって症状の緩和が見られ、期待した以上の生存期間を見せてくれたのはかなり興味深いことです。そのうえ治療の全過程を通して、私が血液学的な副作用モニタリングを定期的に行いましたが、特別な副作用も発見されませんでした。漆の抽出液がこのような成果を見せたことは、相当励みになることだと考えます」

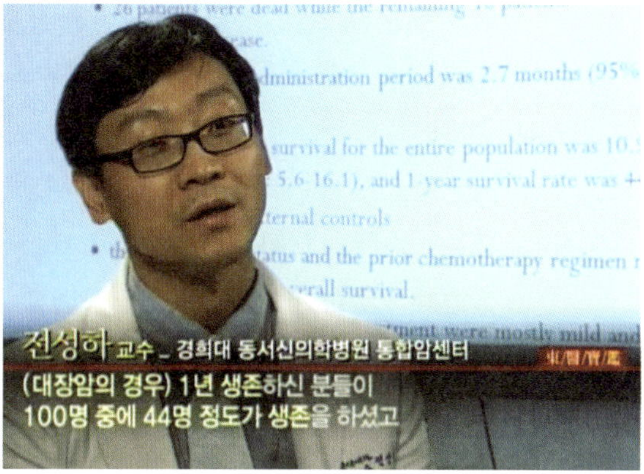
전성하 교수 _ 경희대 동서신의학병원 통합암센터
(대장암의 경우) 1년 생존하신 분들이
100명 중에 44명 정도가 생존을 하셨고
江東慶熙大学韓方病院　統合がんセンター　ジョン・ソンハ教授

「1年時点で100名中44名程度が生存して、残りの56名が死亡した結果になりますが、ふつうは前から抗がん治療を何度も受けた経験がある方々で遂行能力が少し悪い点を勘案しますと、非常に良い結果だと言えます」。

インタビュー

江東慶熙大学韓方病院
オ・ワンギュ教授、**ジョン・ソンハ**教授

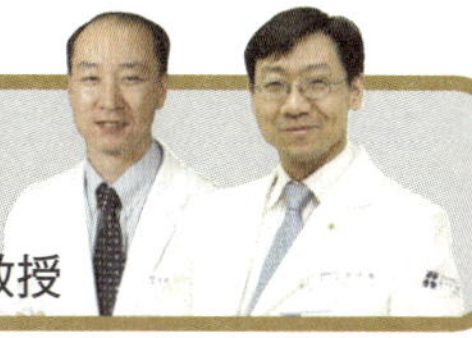

教授陣　aRVS（RVS：Rhus Verniciflua Stokes）は漆木の学名ですが、韓医学界では乾漆漆皮として知られている薬材を意味します。そして、韓薬材として使われていたものを加工してQC（Quality Control）と言い、QCを通して生産しています。本来の処方ですと、複合材ではなく単一材として使用するように書かれています。ふつうの韓医師は毒性を除くことができず他の薬と配合して使いましたが、がんに対しては成功しなかったのです。しかし私たちが開発した技術は、漆の毒性を除去できます。この技術を使って抽出した漆

木の抽出液にはaRVSという名前をつけました。aの字はAllergine　Removered、毒性が除去されたとの意味です。

PD　aRVSはいつ開発されたのですか。また、この韓薬を発見した特別な契機などはあるでしょうか？

教授陣　私たちは初めは痛み専門の先生でした。痛みで一番治療しにくい患者が、がん患者でした。それでがん患者の痛みをどのようにしたら除去できるか、様々な研究と努力をしていく中で、温性瘀血剤を使うと痛みがおさまることを知って、韓方の瘀血ががんと関係があることに気づきました。それから研究を始めて、温性瘀血を治療する代表的な生薬が漆の木ということを知りました。しかし、問題は漆木を複合的に使う場合は多いのですが、東医宝鑑に書いてあるように単方（単一生薬）で使用することは国内で1件もありませんでした。複合材にすることで薬効が落ちて抗がん力を発揮できなかったのです。そして、漆を単方で使う研究を通して、aRVSという薬を開発できました。

PD　aRVSの抽出される過程についてご説明ください。

教授陣　抽出段階では生薬に対する品質管理が必要です。それをQC（Quality Control）と言いますが、生産段階から注意深く管理をします。毒性を除去するまで21種の段階を経ますが、圧力と湿度、そして温度を調節しながら、その反応を制御します。そして絶対に他の物が加わらないようにして、東医宝鑑のとおりに薬物を作ってからこそ、抗がん力を保有できるようになりました。

PD　aRVSはどんながんでも効果がありますか？

教授陣　韓方では漆木の性質が温かいため、多くは下焦臓器、すなわち子宮や腎臓がん、そしてまた胃がんのような消化器がんにも効くと言われていますが、特に反胃や肝癰積聚に効果がある生薬として記録されています。我々が薬を開発しながら、その製造過程、すなわち毒素を除去する過程から新しく発見した効能として、息賁《そくほん》という肺がんに対する効能が最も卓越しており、肺がん患者に適応して完治者が出た臨床結果をもっています。

PD　aRVSが科学的な立証に適する資料があれば説明してください。

教授陣　最近は瘀血除去効能をもつ韓方薬材が、新生血管を抑制するとされています。がんが成長するときは新しい血管が形成されますが、血管生成ができないように抑制する効能が論文として発表されています。そして、臨床においても患者のがん転移抑制とがん血管が縮小してがんが小さくなることを確認しました。

PD　aRVSは肺がんに関連して、どのような治療効果がありますか？

教授陣　1次臨床実験は韓方病院で進めましたが、完治者が出てきたので、別にがんセンターをつくるようになりました。そこで再度肺がんに対する結果を出すために様々な先生を集め臨床実験を行うことにしました。

　ふつうはⅣ期のがん、抗がん剤を投与して失敗した患者群を対象に韓薬を投与しましたが、その患者群の1年生存率は

50％を超えて出て、2年生存率は33％に肉迫するとても高い数値が得られました。肺がん群に対しては抗がん剤を1回以上投与し、失敗した進行がん患者を対象にして行ったのですが、85名の募集群の中で1年生存群がその半分以上の54％でありました。その中で韓薬単独群と西洋医学を並行する並行群がありましたが、生存者は韓薬単独群がずっと高かったです。2年生存率も同様に3名の中で1名が生存し、33％に達しました。

PD　アメリカ国立がん研究所長のジェフリー・ホァイトさんが韓国に来て、今回の研究は科学的証拠が確実だと話されたそうですが、それについてもう少し説明してください。
教授陣　アメリカでは転移がん、特に進行がんについて治療効果が微々たる水準であるために、いろいろな国を探しまわりがんの治療法を確認し、研究するプログラムを政府が支援しています。アメリカ国立がん研究センターであるNCIというところで主管し、オキャムという事務所を作りました。その事務所長ががん専門医であるジェフリー・ホァイト博士です。その方が来韓して、西洋医学の先生2名と一緒に我々のセンターに対して詳しく調べました。そして我々の持っている結果に対する根拠を調査するとともに、すべての治療患者に対して逐一面談を行いました。その結果、生存率、韓薬に対する効果が確実であると言及し、大きい関心を表明しました。実際にアメリカに戻って共同研究を進めました。1次実験に関する部分はほとんど終わって、今は2次研究が進行中です。韓国から招聘教授を一人派遣してほしいとのことだったので、わが病院のイ・スギョン先生が今NCIに派遣されています。

§　§　§

この前の2009年7月、SCI医学専門誌に、漆木の抽出液であるaRVSの抗がん効果を立証する論文が掲載された。漆抽出液単独でも抗がん効果があり、代表的な抗がん剤であるシスプラチンと一緒に使用しても抗がん効果があるとの内容だった。特に面白いところは、シスプラチンという抗がん剤を一緒に使う場合、肝臓や腎臓にできる毒性を漆抽出液が減少させてくれるとのことだった。

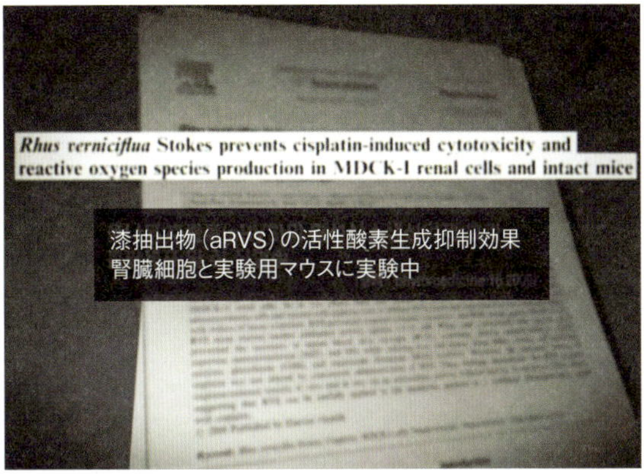

SCI医学専門誌に掲載されたaRVSの抗がん効果に対する論文

このような研究成果をアメリカ国立がん研究所傘下の代替医学研究所が注目した。そして2009年7月末に、アメリカ国立保健院傘下の国立がん研究所が、“漆抽出物”処方の症例を論文に言及するとの公文書を送ってきた。放送を目前に控えて千馬万馬をもらったのだ。

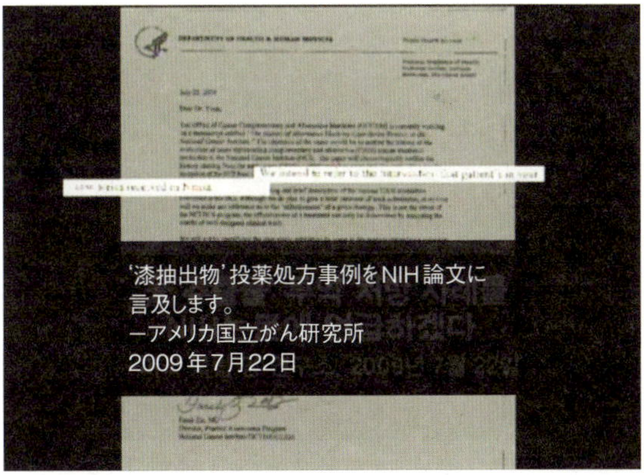

アメリカ国立がん研究所の“漆抽出物”論文言及掲載要請書

制作陣はアメリカ特派員を通し、ジェフリー・ホァイト博士にインタビューをするため数回申請したが、もしかしたら自分の発言が誤解を招くかもしれないと、インタビューには応じてくれなかった。KBSは公営放送であり、どのような商業的目的もなく純粋な事実のみをインタビューできるように再度要請した。そのような中で、アメリカ国立がん研究所年鑑に今回の研究内容が掲載され、それと同時にジェフリー・ホァイト博士から私に、電話インタビュー程度なら応じるというメールの返信が来た。ここには互いに絡みあうビハインドストーリーが多いが、ジェフリー・ホァイト博士のインタビューはどんな猜疑心も受けつけないという重量感があった。

私はどうしてもジェフリー・ホァイト博士とのインタビューが必要だった。運良く生老病死チームのCPだったキム・ヨンファン部長が先頭に立ち、国際協力チームの協力を得て、放送の2日前に電話インタビューを成功させた。当時ジェフリー・ホァイト博士と数回の電話連絡をして、インタビューできるように手伝ってくれたイ・オクギ韓医師と、また違う韓医師の方々の後方支援も忘れられない。彼らはまる2日間の徹夜をして、インタビューが成功できるように決定的役割をしてくれた。

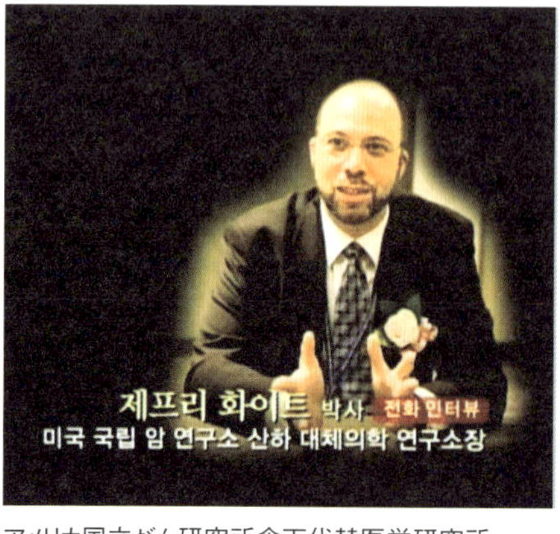
제프리 화이트 박사 전화 인터뷰
미국 국립 암 연구소 산하 대체의학 연구소장
アメリカ国立がん研究所傘下代替医学研究所
所長ジェフリー・ホァイト博士

「今まで完成された漆抽出物の研究は、が

ん治療の潜在的メカニズムを探すために重要なものでした。この研究ががんの臨床研究の方向性を提示してくれると思います」

— ジェフリー・ホァイト博士のインタビューから —

すでに江東慶熙大学韓方病院の統合がんセンターとアメリカ国立がん研究所の共同研究は翼をつけたかのように活発に進行している。1年間の研究結果を元に、がん治療の新薬が誕生する予定である。果たして東医宝鑑は人類の巨大な健康プロジェクトを実現できるだろうか。

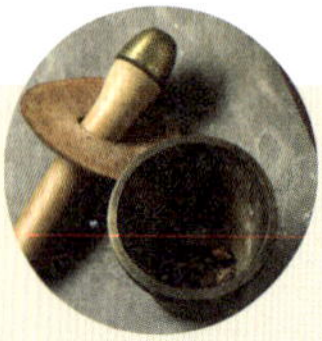

薬なしで健康を維持する食べ物 東医宝鑑

東医宝鑑では、単方の処方を提示している。単方の処方とは、複雑で入手が困難な生薬の代わりに、家の周辺でよく見られる1種類の薬草を利用して、健康を維持し病気を治す方法である。昔、貧しかった民衆の状況を考えていた許《ホ》浚《ジュン》の心をうかがうことができる部分である。これらの単方の処方は今でも有効である。私たちは単に知らずにうっかり通りすぎてしまったり、間違った方法で摂取したり、単方の効能を知らずにいるのだ。安価で容易に入手できる材料を利用して簡単に健康を維持することができる方法を調べてみよう。

血液をきれいにしてくれる食べ物

濁った血である瘀血を、韓方では万病の根源であり、がんの原因とみなす。もちろん食べ物も重要だが、瘀血を解くためには規則的で楽しい心で生活し過食を慎むことが重要である。

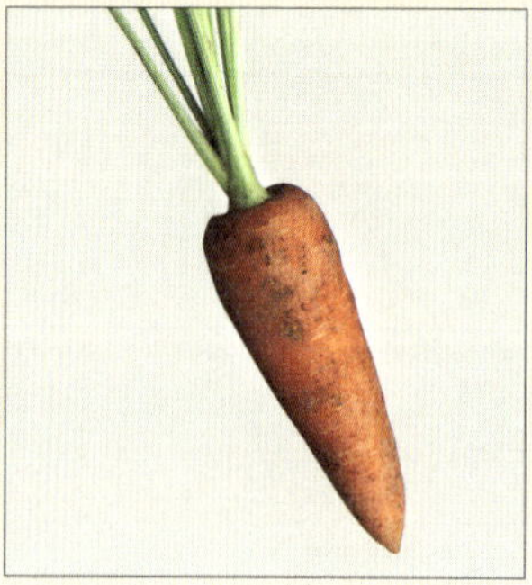

・ニンジン

ニンジンはベータカロチンを豊富に含有しているが、このベータカロチンは活性酸素を除去するのに大きな役割を果たしている。

活性酸素は体が疲れている時に出る毒性物質で、血を濁す主要因である。

また、ベータカロチンは体内でビタミンＡに変換されるが、この物質は視力を保護して白内障を予防するに効果がある。紫外線による色素沈着も防いで肌も保護する。

生で食べるよりは、できるだけ細かく刻んで油で炒めて食べたり、牛乳と一緒に食べたりする方が良い。生で食べては栄養素を摂取しにくい。また、ジュースにして飲むのも良い。

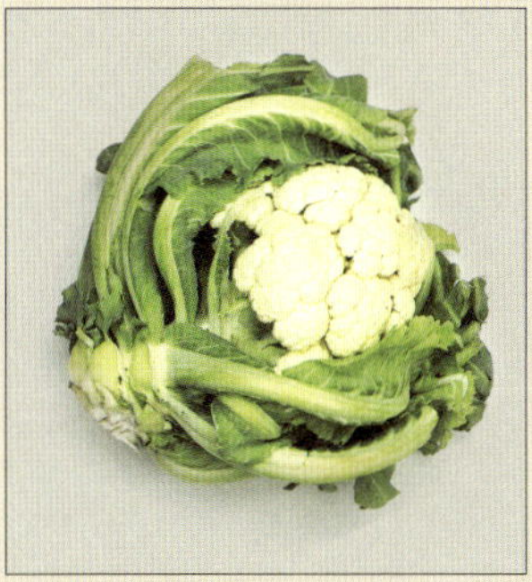

・キャベツ

キャベツはビタミンＵという成分を含有し、胃の粘膜を保護し潰瘍や炎症を防止するのに大きな効果がある。昔から胃が悪いときにキャベツ汁を飲むと治るという話があるが、これはある程度妥当性のあることだ。

ビタミンＵは胃の血流量を増やし、胃潰瘍、胃炎などを緩和させるだけでなく、脂肪肝と肝機能の改善にも役立つ。キャベツの効能は抗潰瘍剤よりも優れており、胃がんと大腸がんを予防すると言われている。

キャベツは生で食べても良く、茹でて食べても栄養成分に変化がなく、食物繊維が多く、胃が弱い人でも安心して食べられる。

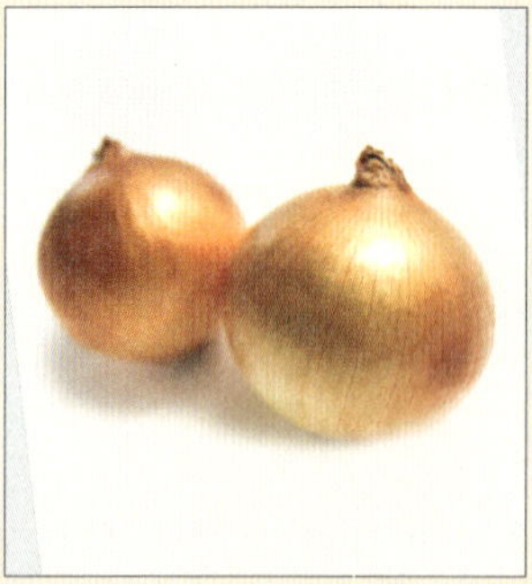

・タマネギ

タマネギは硫黄化合物を豊富に含有している。タマネギを切るとき目にしみるのはこの成分が原因である。この成分は、血液が詰まらないようにする強力な血栓予防剤である。また、血を濁らせる活性酸素に対しても非常に効果的に作用する。さらに血糖値を下げ、血圧を下げると知られ、糖尿病や高血圧の患者にも非常に有効である。

タマネギは熱を加えても栄養成分が影響を受けないので、生で食べても、煮て食べても良い。定期的に1日に4分の1個程度を根気よく食べれば良い。

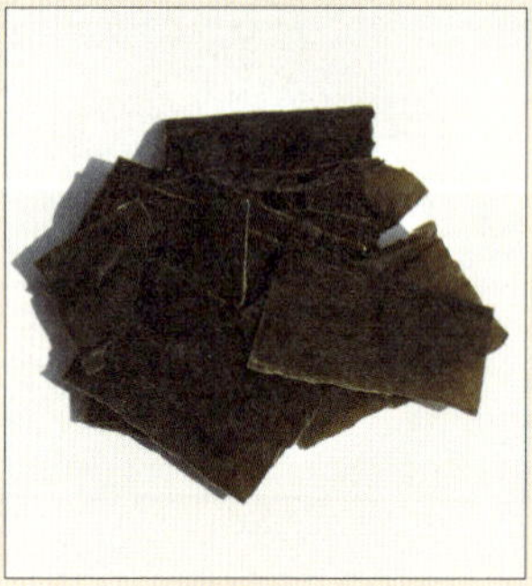

・昆　布

昆布は水溶性の食物繊維であるアルギン酸を豊富に含有している。アルギン酸は体内から水分を吸収して、余分なコレステロールやその他の老廃物を体外に排出するのを手伝う。

また、アルギン酸は高血圧を改善してくれる役割もある。アルギン酸が体内のナトリウムを吸収して体外に排出し、血圧を下げてくれるのだ。

また昆布に含まれているプコイダンという成分が血液凝固を防ぎ、血液の流れを円滑にしてくれる。この成分は、肝臓に大変良いもので、肝臓がんの予防に効果があると知られてもいる。

昆布は生で食べたり、煮て食べたりすれば良い。

・豆

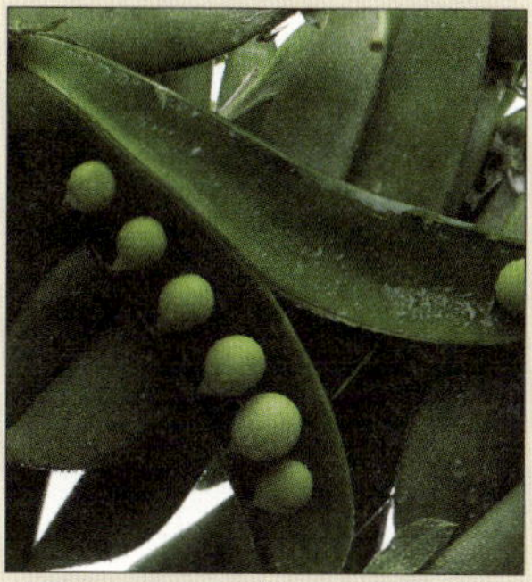

豆の優れた成分はよく知られている。豆は植物性タンパク質を多量に含有しており、血管を丈夫にしてくれる。そして、血中のコレステロールを下げる作用もある。また、腸から余分な脂肪を吸着して排出する役割をするので、高脂血症に効果がある。何よりも女性ホルモンの分泌を助け、更年期の女性の骨粗鬆症を予防し、食物繊維も豊富なのでコレステロールと発がん物質の排出を促す。豆に含有されているイソフラボンは、強力な抗酸化物質で血液をサラサラにしてくれる。豆を茹でる時に出てくる水には、免疫力を高めることで知られているサポニンも含まれている。このほかにも豊富なビタミンが大量に含まれている。

豆は長期的に根気よく摂取するのが最も良いので、毎日少しずつ豆を食べる習慣を身につけることが良い。

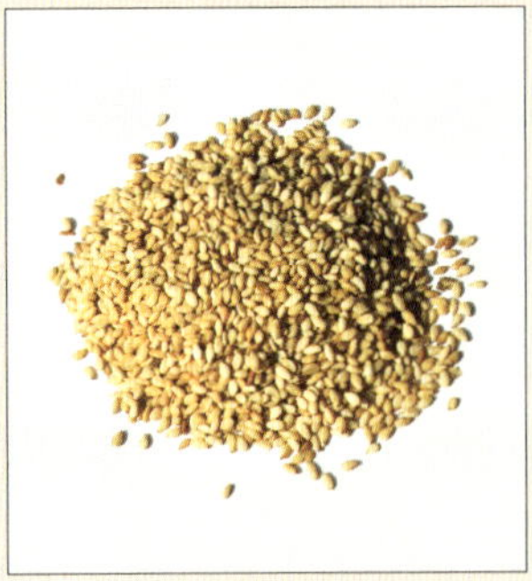

・ゴマ（胡麻）

ゴマは複数の抗酸化物質を含有しており、動脈硬化を予防するのに良い食べ物である。ゴマに最も多く含まれているビタミンEは、強力な抗酸化物質として知られている。また、体内の酸化を抑制して老化を防止し、脂肪を分解して肥満を予防するという研究結果もある。黒ゴマの黒い色素には、抗酸化物質が大量に含まれていると証明されている。

ゴマは炒めて食べるのが良い。炒めて少し茶色に変わった物質が強い抗酸化作用をする。すり下ろしてゴマ塩にして食べると、消化と吸収がさらに良い。緑黄色野菜と一緒に食べるとさらによい。

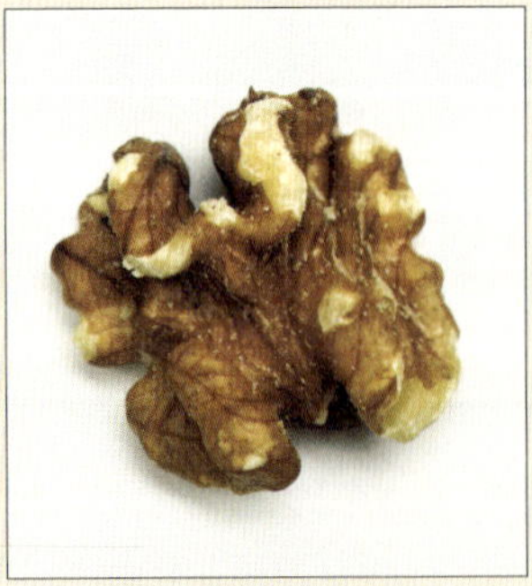

・クルミ

クルミには良質のタンパク質と不飽和脂肪酸が多く含まれている。「1日にクルミを3個だけ食べることで中風を防ぐことができる」という言葉は、クルミの豊富な脂質のお陰である。脂質は脳に栄養を供給するため、成長期の子供や受験生に良い食品である。クルミの不飽和脂肪酸は血中コレステロールを排出させて、皮膚の美容や老化防止に効果がある。成人男性のスタミナにも大きく役立つと知られている。『本草綱目』では、クルミが肝臓を元気づけて腰と膝を温めてくれるそうだ。また、神経衰弱にも効くという。

クルミは脂肪が多く、空気に触れると容易に変質するので、殻をむいたクルミは密閉された状態で保管し、すぐに食べるのが良い。

がんを予防してくれる食物

がんを引き起こす要因にはいくつかあるが、何より体内の活性酸素と老廃物が大きな影響を及ぼすと知られている。さらにストレスと西欧式食生活が悪影響を及ぼすので注意が必要である。

・ニンニク

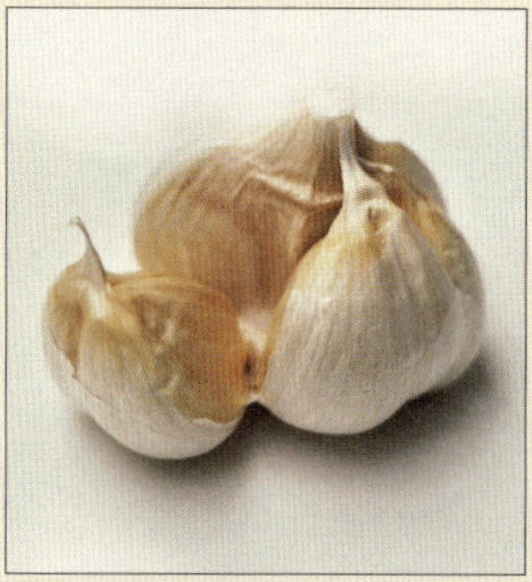

ニンニクは現在知られている食品の中で、最も優れた抗がん効果があると認定されている。米国国立がん研究所で選定した抗がん食品の中で、最も高い点数を受けたのが、すなわちニンニクである。今まで多くの研究によって、ニンニクは高血圧、動脈硬化、糖尿病に効果があり、肝機能障害、風邪、疲労回復や貧血、精力増強にも大きな効果があることが明らかになった。そのうえ薬効も非常に速く現れ、摂取するとすぐに効能が現れる。また、活性酸素の被害を防ぎ、血をきれいに保ってくれる。

ニンニクは生で食べても良いが、煮て食べる方がもっと良い。生で急にたくさん食べると、胃の粘膜に刺激を与えるからである。

体が虚弱な人はニンニクを蜂蜜に漬けて食べると、強壮効果に優れているそうだ。

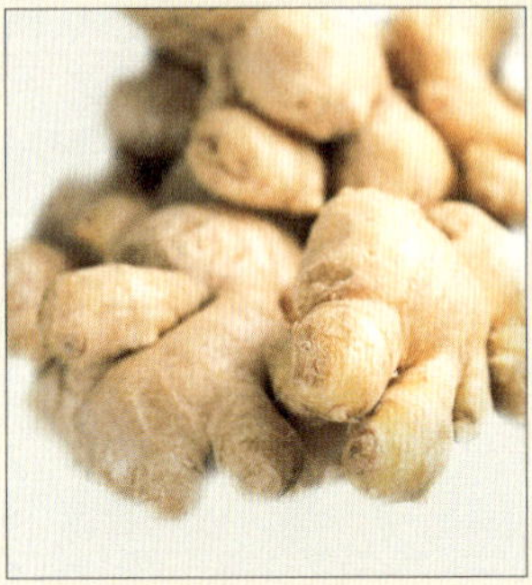

・ショウガ

ショウガは昔から各種の韓薬材で多く使われた。ショウガは抗酸化作用が強く、血をきれいにして、体を温めてくれる。ひいては血液の循環を円滑にして、炎症を鎮める働きがある。また消化を手伝い、食欲を増進させたりする。

ふだん根気よく食べ物に入れて食べたり、お茶で飲んだりするのが良い方法である。

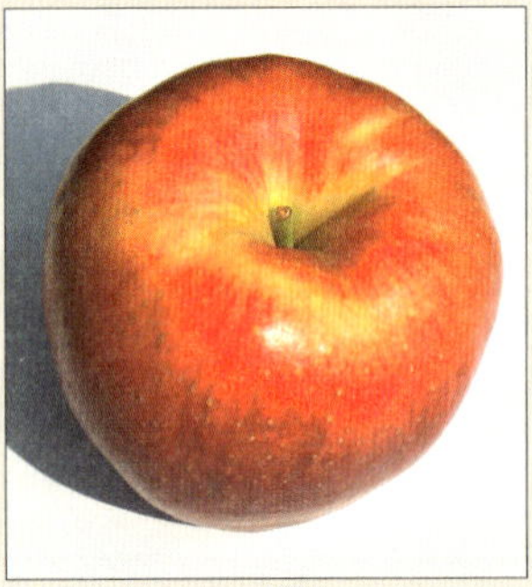

・リンゴ

毎日リンゴを一つずつ食べると病気にならないと言われるように、リンゴには体に良い成分が豊富である。リンゴはカリウムが豊富で高血圧を予防し、塩分を体外に排出させる役割をする。また、豊富な食物繊維が脂肪を吸着し、腸内環境を改善して発がん物質の体外排出を手伝う。リンゴのペクチンは、大腸がんの予防に大きな効能があると知られている。ベータカロチンとビタミンは効果的な抗酸化物質で、血液をきれいにして活性酸素から体を守ってくれる。

リンゴは毎日一つくらい根気よく食べるのが一番良い。

飲み物で簡単に摂取できるもの

食べ物で摂取することもあるが飲み物として作っておけば、いつもそばに置いて簡単に摂取できる。材料も簡単に入手できるし、値段が安いので水の代わりに飲むと良い。

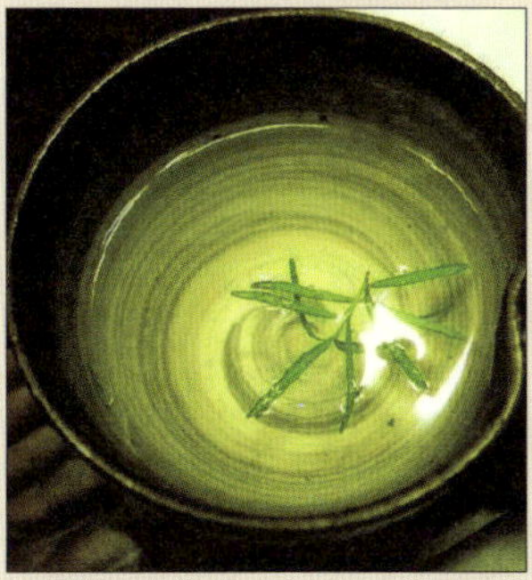

・緑　茶

緑茶も知られている代表的ながん予防食品である。緑茶の渋味の成分であるカテキンが、がんに変わる細胞の突然変異を防ぎ、がんの転移も遮断する役割をする。カテキンは血圧の上昇を抑制する役割もする。血管を拡張させ、血の循環を円滑にさせる助けになる。緑茶はビタミンも豊富に含んでいて、活性酸素を解消させることに大きな役割を担っている。そのほかにも糖尿病を予防し、血中コレステロールの酸化を防止する。

緑茶のカフェインはコーヒーに比べて体内吸収率が落ちるので、カフェインに敏感な人でも安心して飲むことができる。

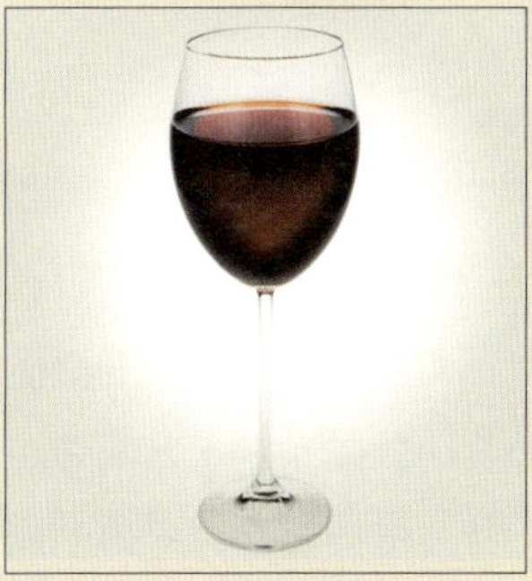

・赤ワイン

赤ワインをたくさん飲むフランス人は心臓病や高血圧、心筋梗塞の発症率がはるかに低い。フランス料理は肉類が多くてバターとチーズをたくさん摂取するが、赤ワインをよくたしなむために、これらの病気を避けることができるのである。赤ワインは葡萄の皮を剥かずに作るので、葡萄の皮にある赤い色素に含まれる成分をそのまま摂取できる。赤ワインには活性酸素を防いでくれるポリフェノールが豊富で、この成分は動脈硬化を予防する役割をする。これらの成分は白ワインにはなく、赤ワインにのみ含まれている。

赤ワインは毎日ワイングラスに1杯くらい飲むのが適切である。

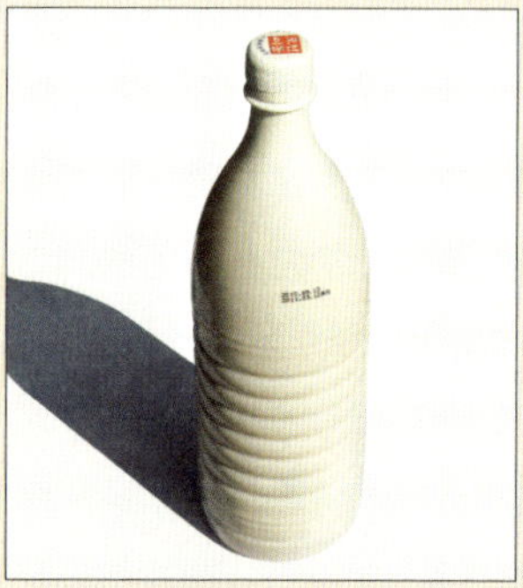

・マッコリ

マッコリは韓国固有の酒で、米で作ったおこわに麹を混ぜて作る。昔の農民たちには一食の代用食として利用された。マッコリはほかのお酒にはない様々な成分やビタミン、タンパク質を含んでいる。これらの成分は、お酒を飲んだら生じる脂肪肝の生成を抑制し、血糖値が急に下がることを防ぐ。

また、マッコリが発酵して生じた物質は強い抗生剤の役割をして、各種の生活習慣病を予防する効果がある。

マッコリも根気よく飲むのが良いが、お酒なので、1日に1杯以上は良くない。

・食　酢

食酢は健康回復や抗菌、食欲増進の効果があると知られてきた。しかし最近では血圧を下げてコレステロールを排出させ、肝機能を強化し胃粘膜を保護するなど、多くの良い効能が続々と明らかになっている。食酢は抗酸化成分を多く持っているが、その効能

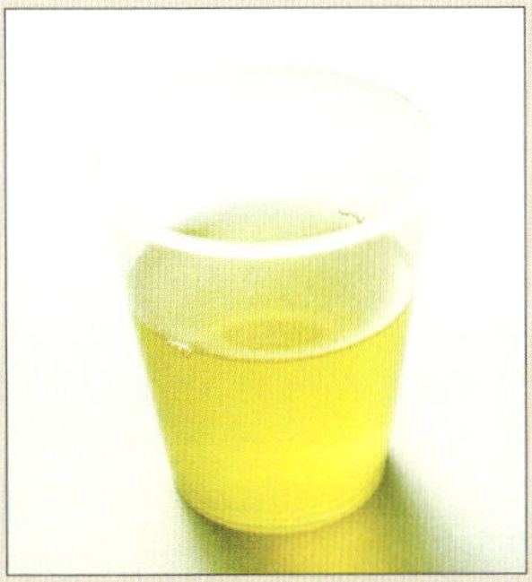

がずば抜けていて体の中の細胞の酸化を防いでくれる。これらの効能が各種疾患を防ぎ、免疫力を強化させてくれるのだ。

しかし、合成食酢にはこれらの成分がないため、純粋な醸造食酢を通じてのみ摂取が可能である。

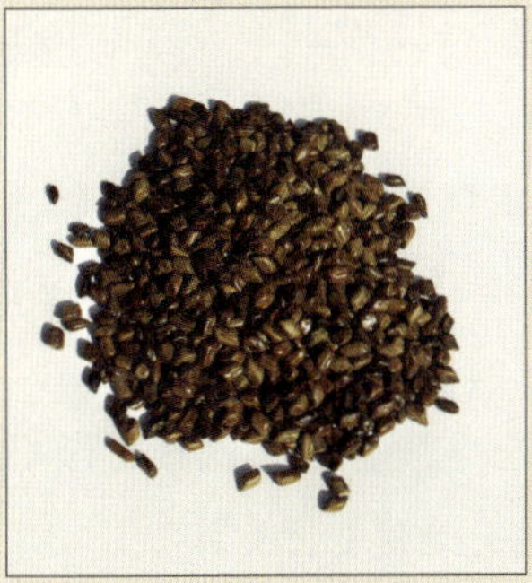

・決明子（エビスグサ）

決明子は昔から肝臓や腎臓の機能を助けると言われている。決明子を食べると目が良くなると言われ決明子と名付けた。『本草綱目』には決明子が肝臓や腎臓の機能を助け、長年の眼病を治すと書かれている。決明子は、そのほかにも高血圧を緩和させ、胃を丈夫にする。また、二日酔いにも大きく役立つと知られている。

決明子は水で煎じてお茶のように毎日2〜3杯を根気よく飲むと良い。

・クコシ（枸杞子）

クコシは長期間飲むと骨と筋肉を強くし、体が軽くなって老けないと言われている。クコシはクコ（枸杞）の木の果実を言い、クコは根と果実を薬で多く使う。クコの新芽や葉を茹でて食べる

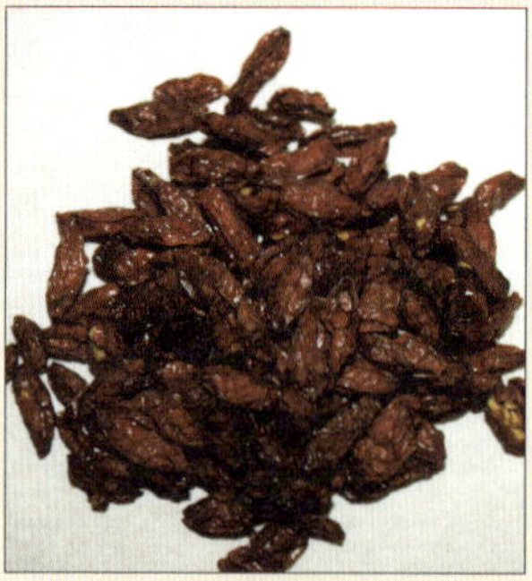

のも多く愛用されている料理法である。クコやクコシを酒に漬けたりお茶でたくさん作って食べたりするが、毎日根気よく食べると体の生理作用を円滑にし、気力を補うことができる。

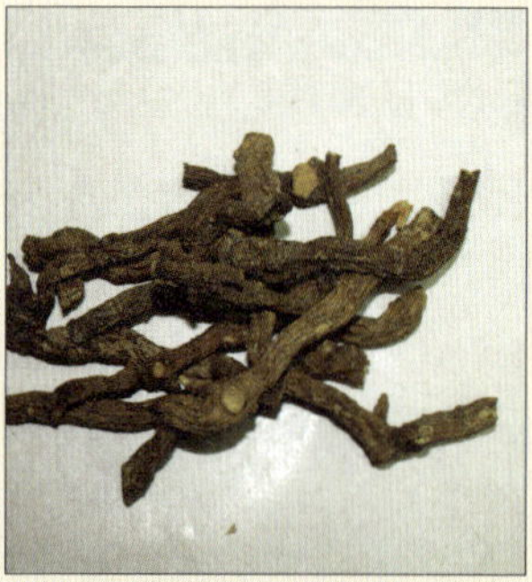

・トゥングレ（あまどころ）

トゥングレは野山によく分布する薬草である。トゥングレは高麗人参に多く含まれているサポニンを含み、健康回復や老化防止、体内免疫力を高めてくれる役割をする。また、ストレスを発散させ肩こりをほぐし、いらいらを癒してくれる。

トゥングレは通常お茶でたくさん飲むが、毎日根気よく飲むと良い。

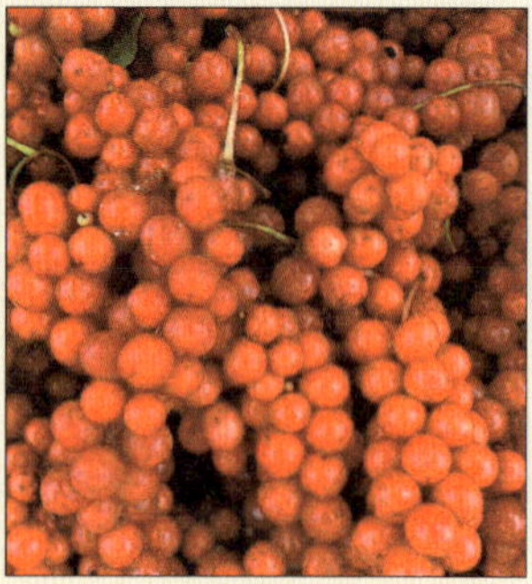

・五味子（朝鮮五味子）

五味子は甘み、酸味、苦味、塩味、辛味の5つの味を持っていると言われ、五味子と呼ばれる。特に酸味が最も強く出るが、それは五味子にあるリンゴ酸と酒石酸などの有機酸から出る味である。韓方では、この5つの味がそれぞれ異なる臓器に良い影響を与え、特に消化を助け、胃の活動を助けると言われている。五味子は滋養強壮の役割をしていて、肺の機能を助け、喉がかれたり、痰が多かったりした時に良い。汗がたくさん出たり下痢をしたりする時にも助けになる。韓国産の五味子に薬用成分が最も多い。五味子にナツメや高麗人参を入れて煎じて飲めば良い。熱く作るよりも冷たい水に十分入れておいて飲む方が、味がもっと良くなる。

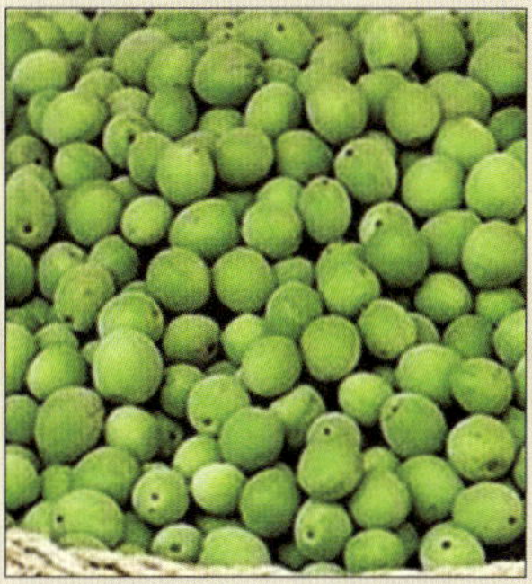

・梅の実

梅はアルカリ性が強く、酸性に変わった現代人の血を中和し体質を改善させて、サラサラにしてくれる効果がある。また梅の実には強い殺菌効果があり、炎症を解消させて、胃を丈夫にしてくれる。梅の実は状態に応じて区分するのだが、実がまだ熟してない青い色の梅を青梅と言い、青梅をいぶして黒く燻製にしたものを烏梅という。特に烏梅は殺菌効果が非常に強い。通常は青梅を使用するが少し毒性があるので、火で調理したり、煮て食べなければならない。一部の地方では漬物にして食べたりするが、エキスを作っておいて水に溶かして飲み物のように飲んだり、料理をするとき砂糖の代わりに入れて食べるのが良い。梅の実をきれいに洗って汁を出して火で調理するとエキスになるが、夏には冷たい水に溶かして飲み、冬はお湯で希釈して蜂蜜と混ぜて飲むと良い。

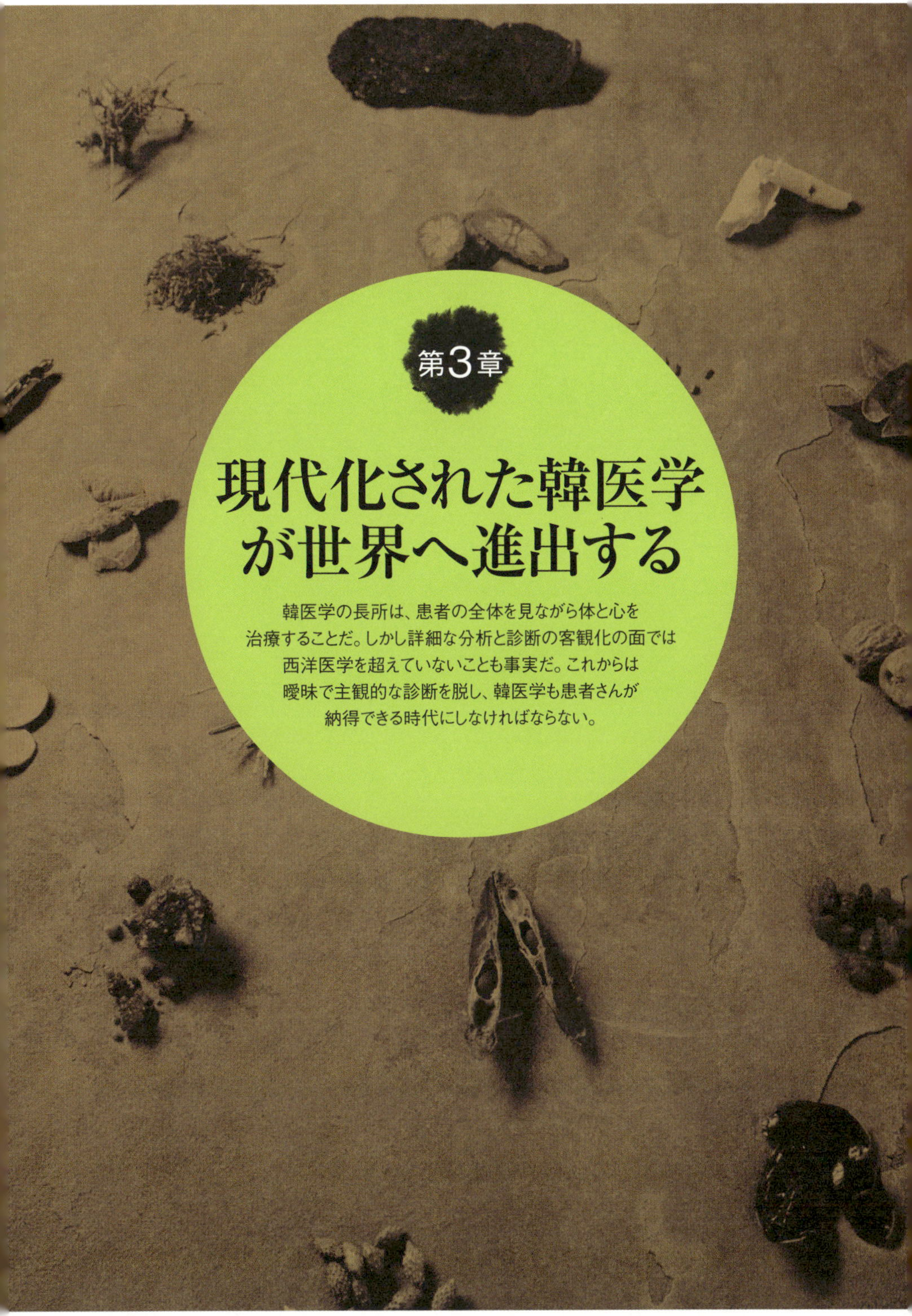

第3章

現代化された韓医学が世界へ進出する

韓医学の長所は、患者の全体を見ながら体と心を治療することだ。しかし詳細な分析と診断の客観化の面では西洋医学を超えていないことも事実だ。これからは曖昧で主観的な診断を脱し、韓医学も患者さんが納得できる時代にしなければならない。

1 標準中風診断法を開発する

韓医学の長所は、患者の全体を見ながら体と心を治療することにある。つまり長期の病症を全体的に把握することである。総論が強ければ各論が弱い場合がたまにあるが、韓医学の場合がそうであると思う。韓医学ではまだ臓器の分析が緻密な西洋医学の診断法を乗り越えられずにいるのだ。

ある人は韓方も洋方のように診療科目を細分化させると、診療技法が進化するだろうとも言う。情報量において西洋医師に及ばない根本的な問題があると主張している。韓方も洋方のように、人体の一部に対して焦点を当て研究をすれば、診断方法も治療方法ももっと発展しないだろうかという考えも浮かんでくる。肺の専門というある韓医院の宣伝文句もそのようなことを反映したものではないだろうか。西洋医学の発展は、解剖学と画像診断の発展によるものが大きい。患者が洋方を好むのは、「百聞は一見にしかず」、すなわち曖昧な韓方より具体的に自分のどこがどう悪いのか、視覚的に見ながら説明を聞くことができるからである。

だから韓方治療を受ける人も、今や診断内容を見られるようにしなければならない時代が来たと思う。

このような韓医学の弱点を克服しようとする試みが、韓国韓医学研究院で行われている。舌で人の健康状態を把握する韓医学は、事実、韓医師の主観に基づいて診断が偏る傾向がある。それを補完するために、韓医学研究院はデジタル舌診器を開発し、韓医学的診断の標準化を研究中である。

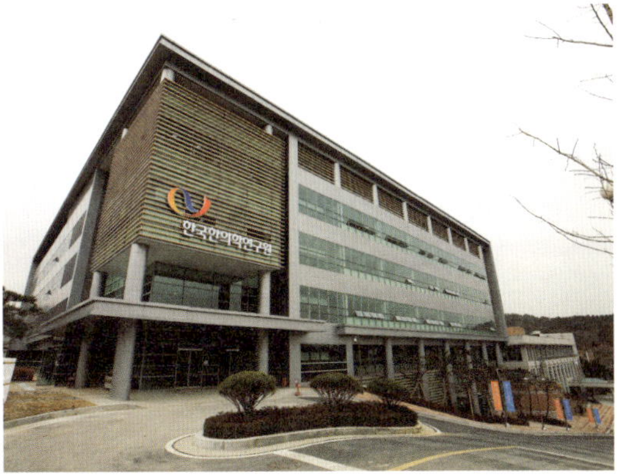

韓医学の科学化を試みている韓国韓医学研究院

韓医学は、基本的な診断を四診、すなわち見て聞いて質問して脈を取る望診、聞診、問診、切診とする。東医宝鑑にもこの四診に関する詳細な内容が記録されており、韓医師たちもこの方法を活用している。しかし、中風診断法だけにしてもとても多様で、韓医師の間でも一貫性を維持するのがむずかしい。

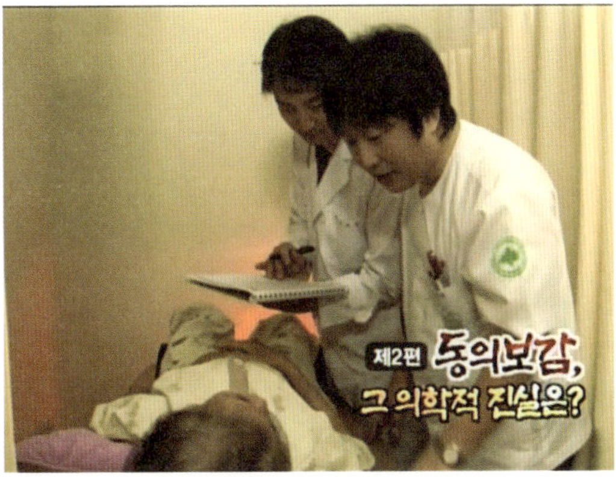

韓医師が患者を対象に四診をする様子

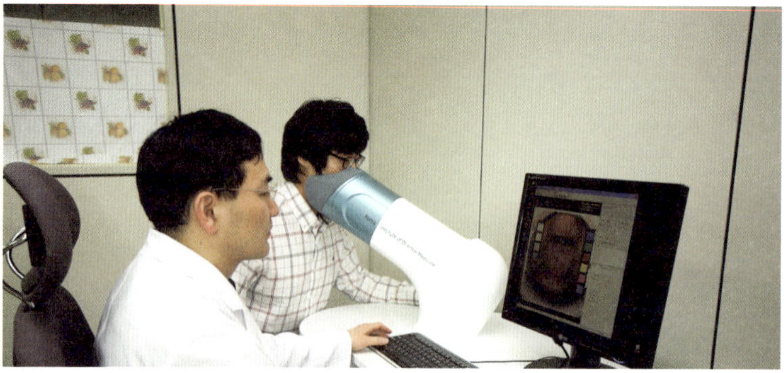

デジタル舌診器で舌の状態を通じて健康を診断する様子

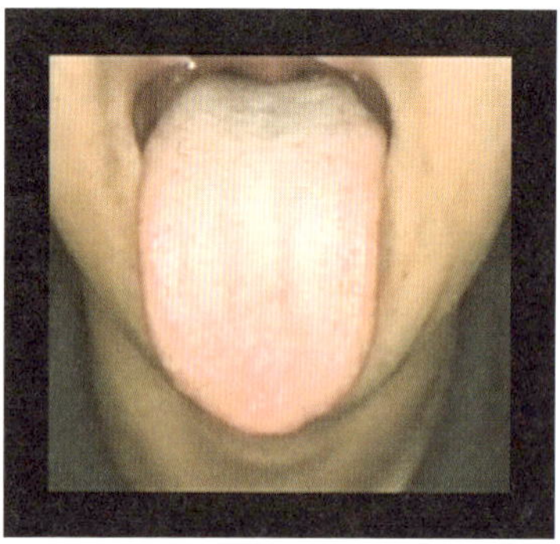

舌苔が厚くついていない場合…比較的健康な状態

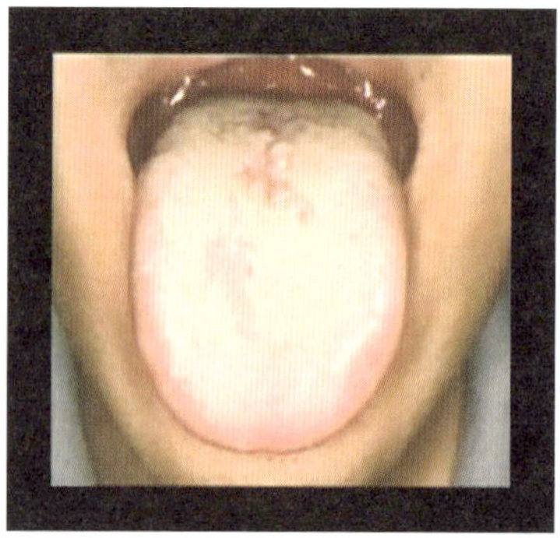

舌苔が厚くて剥げている…ストレスにより抵抗力が弱くなる。寒証、湿証、虚証などの病状と関連がある

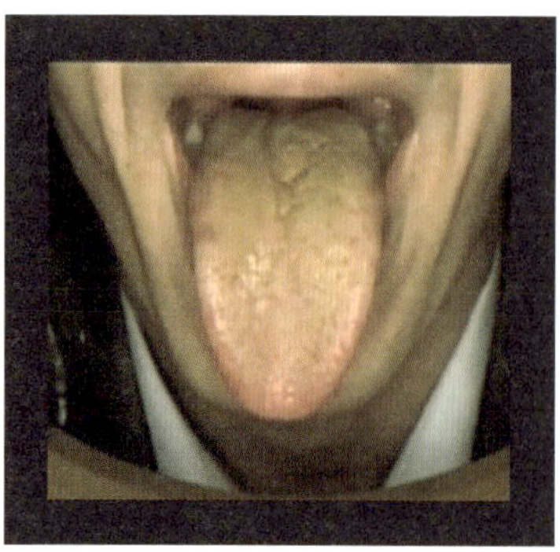

黄苔ができている…熱証、裏証に関係がある

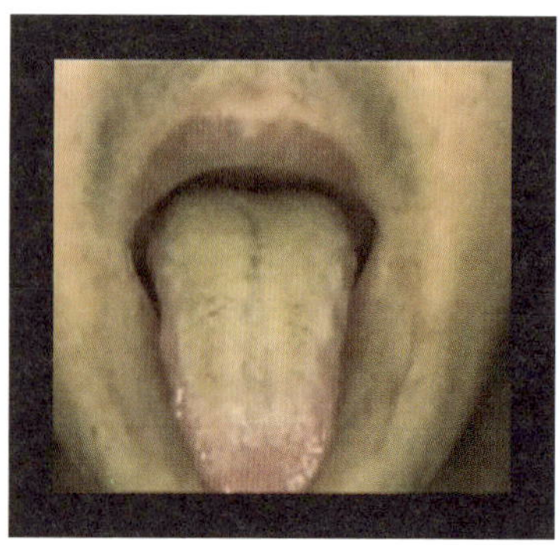

舌苔、黄苔が一緒に見える…胃炎や慢性の食もたれ、消化器の腐った気が現れる

それで、たまに韓医師たちも洋方で活用するMRIやCTなどの画像写真を活用することもある。

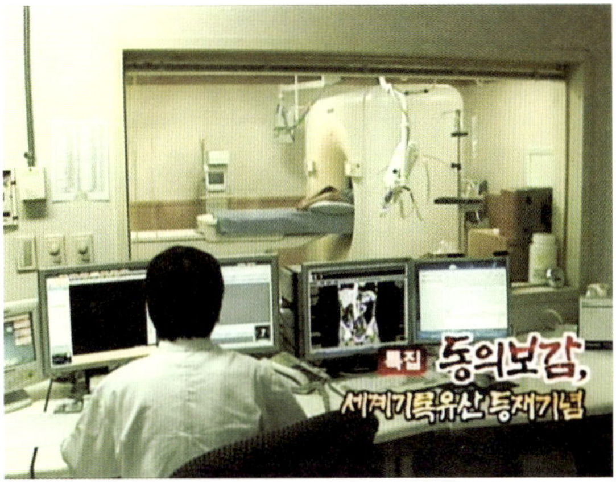

韓医学も最新画像機器を使用している

洋方のX-ray，CT，MRIなどの判読は、画像医学専門医師たちの固有の領域であり、画像医学専門医師は4年間、映像資料の判読だけを習うといっても過言ではない。正しい診断を土台に正しい処方ができるからである。ところが、韓医師がこのような西洋医学の産物である画像医療機器を用いて診断をしはじめてから、洋方の医師たちからの反発があった。

2004年12月、裁判所は、韓医師がCT装置を用いて診断した行為が違法ではないという判決を下したところ、洋方から反発があったのだ。当時裁判所は、「現行の医療法は、医師や韓医師の免許範囲と関連した医療行為や韓方医療行為の内容について具体的に制限していない」とし、「関係法令を見ても、CTを使用した放射線診断行為に対して特に免許制度がなく、CTを使った韓医師の診断行為を禁止した規定もない」と韓医師側の手をあげた。

面白いのは、裁判所が「韓医師が患者の容態をより正確に観察するためにCTを使用することは望診の手段、または方法に該当するものであり、これを韓医学では許容されないものと見ることができない」としてCTなど画像の写真を見るのを四診の一つである望診と認めたのだ。当時、大韓医師協会では、「韓医師のCT撮影を許可することは、我々医療界のパラダイムを破るものだ」と強く反発し、今までも韓医師が西洋医学の画像機器を活用することは間違っていると批判している。

現在、韓医師は、CTやMRIなどを活用しながら四診を併用している。しかし、韓医界は韓医学固有の四診をさらに体系化して疾病の診断を細分化し、韓医師ごとに疾病の分類や診断の違いがあることを減らさなければならないと思う。また病症に対する診断を標準化し、これに対する基準を設けることが急務であると見

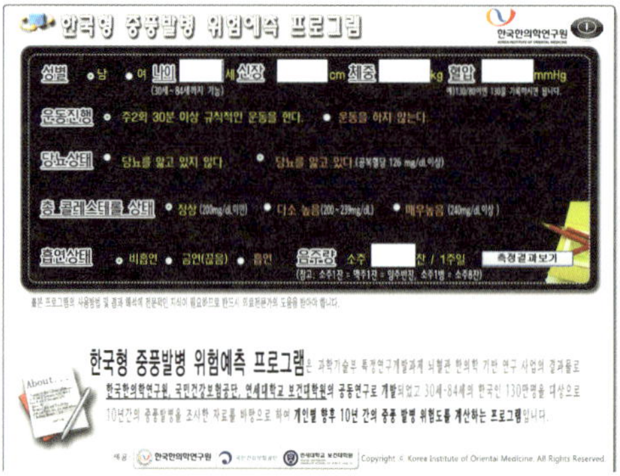

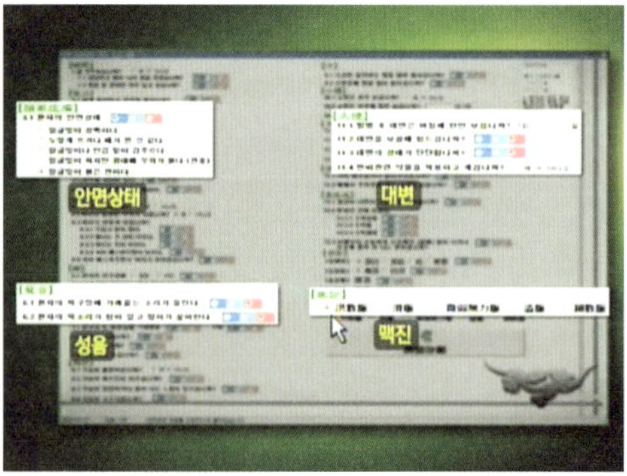

韓医中風弁証診断…３年間収集した臨床資料を基礎に全国の韓医師の設問を土台に開発した

ている。

このため韓国韓医学研究院では、最近3年間の臨床資料を収集して5つの弁証と61個の指標の中風弁証診断の標準を作った。これらは東医宝鑑の雑病編に収録されている中風診断法を元にこのプログラムを作ったのだが、2005年から全国11か所の韓医学部の中風の専門家たちが集まって標準を定めたものだ。

韓医学での弁証とは、病気を診断して総合分析し、陰陽、虚実、表裏、寒熱などで病症を区分することを言う。一例として、東洋医学で「外感表証が中に入って悪寒が出て白い舌苔があったり、暑いことを嫌って喉の渇きが出て唇が乾いて便秘をきたしたりする症状」を火熱証と診断する方式である。このような診断を現代人に適用すると、それが風邪かどうか糖尿病かどうか、病気の原因をよく知ることができない。このように現代人が見ると幅広くあいまいな診断の範囲を標準的、視覚的にしたのだ。

韓国韓医学研究院の研究チームは、中風を火熱証、湿痰証、瘀血証、陰虚証、気虚証という5つの弁証に分類した後、中国の症例調査と全国105か所の韓方病院の韓医師800人あまりを対象にした設問調査を経て、弁証別指標113個を選別したのち5回の専門家会議を経て、61個の指標を作った。このように韓医界の合意を経て、特定の疾病に対する弁証の標準を出したのは、この中風の診断標準が初めてだという。

私はこれらの中風診断法をアニメーションでもう少し具体的に表現してみた。

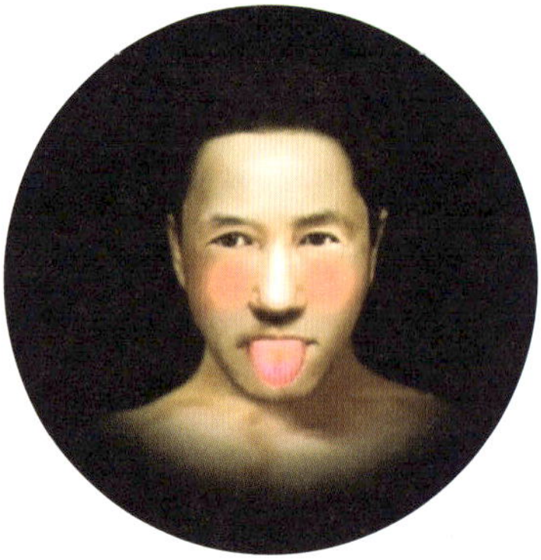

火熱証ー顔色は赤い。舌紅黄苔

火熱証

ストレスが原因であると見る。火病とも呼ぶ。怒りを押さえられず熱が上に吹き上がり、脆弱な脳血管が破れる可能性がある。

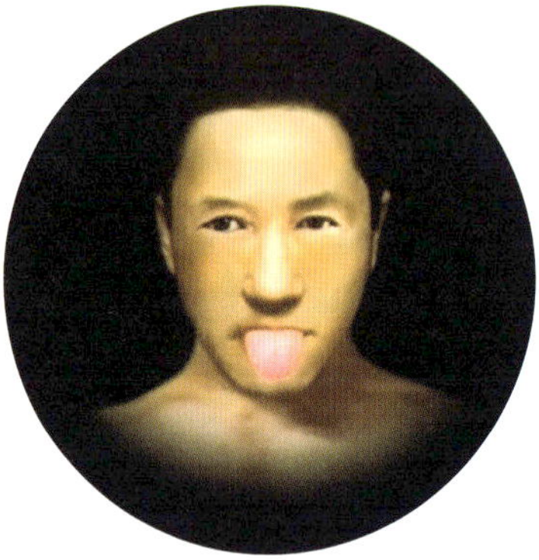

湿痰証ー顔色は黄色。白苔歯痕

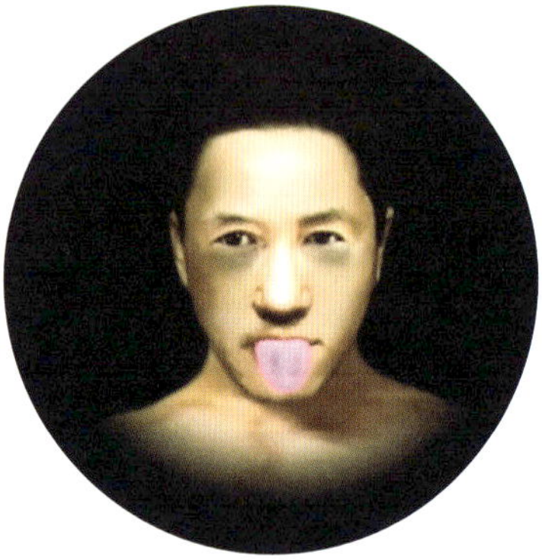

瘀血証ー顔色は黒い。青紫色舌

湿痰証・瘀血証

湿痰証と瘀血証は、老廃物が溜まって問題になるのだ。昔、人々はしっかり食べてしっかり仕事をした。しかし今の人々は、必要以上に摂取し体を動かないので、エネルギーが体に蓄積され排出されない。このような過剰なエネルギーのせいで、コレステロール、高脂血症などの代謝性疾患（メタボリックシンドローム）が生じる。実はこういうものは、個別的なものでなく有機的なものなのだ。これらの老廃物が溜まって炎症を起こし、この炎症が積もって気血の循環を遮断し私たちの体に害を与える。

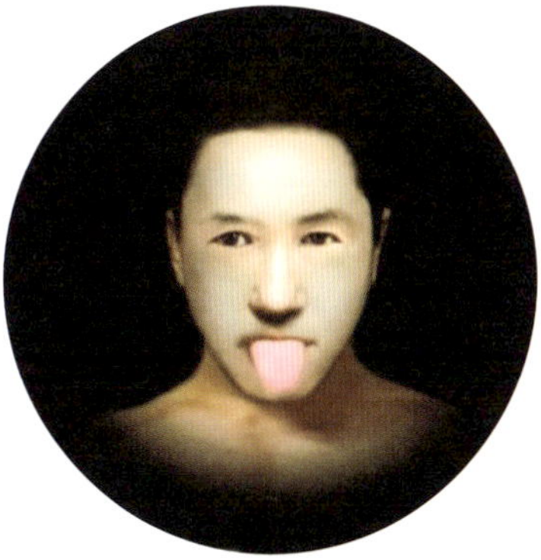

気虚証ー顔色は青白い。淡紅白苔

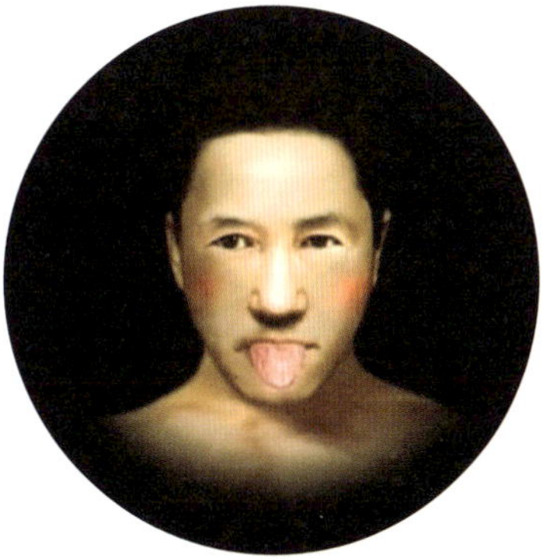

陰虚証ー頬骨の部分が赤い。舌紅乾燥、鏡面舌

気虚証・陰虚証

気虚は気が虚弱な状態である。すべての状態を順調に回すものが気なのに、気が虚弱だと血流に問題が生じる可能性がある。気はエネルギーだが、気が虚弱な場合エネルギーがなくて血液が脳まで届かない。陰虚は陰液が不足している症状である。韓方で言うこの陰虚の身体症状は、手，足，胸に熱が出るが、特に午後のみに熱が上がり大便が固くなり、口の中が乾燥している。これは肝臓に影響があると考える。肝臓は風の臓器と呼ばれるが、肝臓が陰を喪失すると陽が上昇して風を作り出す。このようにできた風を陰虚生風と表現する。陰の力が、陽の湧き上がりほとばしる火を押さえられなくて起こる。韓医学理論では、火は極に達すると、風を作り出すと定義している。この風が体内で強烈に活動し血を揺り動かす、という理論を持っている。これが肝風内動と表現される病因になる。

この中風の診断標準は、コンピュータで診療記録簿（CRF：Case Report Forms）の形で使用できるようになっていて、韓医師たちが臨床データを収集するのに役立つように作られた。韓国韓医学研究院チェ・ソンミ博士は、この標準プログラムに大きな自負心を持っている。

「すでに中国では1996年から診断統一案を作成して使用しており、国内韓医界でも診断標準作りが急務だという声が大きかったです。韓医学の科学化と客観化に大きく役立つものと期待しています」

ところが、この診断標準を作成するのに東医宝鑑がやはり大きな役割を果たした。許浚《ホジュン》は“風は百病の長”と言った。風があらゆる病気の原因となるのは、風が身体の隅々を回りながら病気を起こすからである。脳梗塞、脳出血など西洋医学診断名が病気の結果を示すものだとすると、韓医学は中風になる原因を様々な角度から説明するものだ。

韓国韓医学研究院の脳疾患センターのバン・オクソンセンター長は、このような韓方の原因分析能力を十分に発揮するためにも、韓方も診断の科学的根拠（Scientific Evidence）を蓄積する必要があると言った。韓医師が患者にどのような質問をするか、どのような根拠を持って正確に診断するかという部分が韓医界は脆弱である。心臓疾患などの血液の循環を扱う韓方心系内科の場合にも、各韓医院ごとの診断法を統一させる必要がある。診断がきちんと立たなければ、治療もきちんとできないからだ。今の医学技術は、許浚が活躍した朝鮮時代とはまったく異なって発展した。テクノロジーの度重なる発展に応じて、朝鮮時代には見られなかったものまで見ることができるようになった。朝鮮時代のように現象に頼って治療をするのではなく、どんな原因によって病気が生じて進行してきたのか、目で見ながら積極的に治療に反映しているのだ。

韓国韓医学研究院脳疾患センターのバン・オクソンセンター長は、これらの違いを韓方が正確に認識し、さらに客観的な基準を作って活用しなければならないと語った。

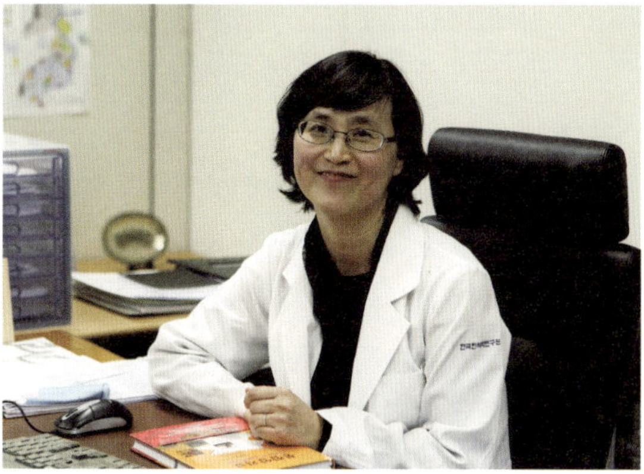

韓国韓医学研究院脳疾患センター　バン・オクソンセンター長

「急性患者の場合には、CTやMRIを使い確証をもってそれに合う処方を迅速に出すことが重要です。しかしそのような急性の患者ではない場合には、韓方のほうがかえってより正確に内部の変化がどのように起こっているか把握できると思います。事実どちらがいいか悪いかの比較は意味がなく、洋方でも韓方でもそれぞれの長所があると思います」

脳圧が高まり、手術をする必要がある脳卒中の場合、朝鮮時代にはどのように治療して、東医宝鑑にはどのように記録されているのか？　許浚は、難治の場合には治療できないと明らかに記している。手術が必要な緊急事態の場合には、西洋医学的処置が必要なのだ。

世相に応じて病名も変わる。昔は中風という名称が耳慣れていたが、今は脳卒中という名称がより多く使われている。それほど現代医学の診断が、より信頼性を患者に与えたのだ。西洋医学は科学的な証拠を数十年間も構築してきたが、韓国韓医学研究院を含む韓医界は生物学的情報の構築を今始めた段階である。しかし、韓医学にはまだ科学的診断に対して弱点があっても、予防と治療では、それなりの強みがあると言う。

洋方と韓方は競争的であるよりは相互補完する必要がある、と私は思う。洋方は予防メカニズムや治療メカニズムにおいて韓方の良さを学ぶ必要があると思う。そのメカニズムが東医宝鑑によく提示されているのである。その中の一つとして私は中風という病を一例に挙げた。

中風になった時の診断の方法について考えてみよう。

間違った生活習慣などの原因が累積し、中風はある日突然やってくる。ふだんは何の症状もないがポンと突然起こる。現代医学ではこの急に現れる症状だけを考える。西洋医学は結果を通じて現象を把握する。相対的に原因に対する診断は弱い方だ。

しかし韓方は中風の一つにも、火熱証，湿痰証，瘀血証，陰虚証，気虚証と、このように五つの概念を使う。一つの疾病でも、その原因をさらに細分化して分析しているのだ。

中風という名称は『黄帝内経』に「この病気は急に発病し、変化が風のように速く、病気の動きがまた風のようだ」と記されたことから由来する。韓医学は、内風と外風に中風を分けて、様々な原因を分析する。

このようなすべてのことを総合的に検討して予防と治療をするのが韓方である。もちろん血管が破裂し、人が倒れた場合には、時間がかかる韓方治療よりも応急治療に優れた洋方を活用しなければならない。しかし、深層的かつ総合的な原因を診断することは、韓方治療がかなり優れている。これらの長所を生かすために、もっと客観的で正確な診断基準の開発に韓方医学も努力する必要があるのだ。

2 顔面診断機で自分の体に合うオーダーメイド治療

韓医学の診断は、韓医師ごとに診断の差が激しい方だ。病症の原因においても、主観に基づいて異なる解釈をされたりする。イ・ジェマ先生が主張した四象体質論も、まだ私たち現代人には適用しづらい。実は私も体型的には太陰人なのに、気質的には少陽人のような気もするし、判断がむずかしい。許浚《ホジュン》は「即見て分かる医者がすばらしい」と言った。そして望診、すなわち患者の外面だけを見て病気が分かる人を、神医だと言った。韓国韓医学研究院は、この神医に挑戦する顔面診断機を開発していた。名医たちが下した診断の基準を根拠に多くのデータを代入し、以前の名医たちが診断した基準に適合するそれなりの基準を作る作業である。この作業を進めている韓国韓医学研究院キム・ジョンヨル本部長は、この顔面診断機の開発の重要性を力説した。

「韓医師が主観的に体質を診断する時、患者の外見、特性、体型などを重要視しています。したがって私たちも、顔面の形態と音声の様々な変数、体型、現代的な血液検査データまで含めた診断機を開発しました。精度は75%に肉迫しています。これだけでも大きな成果だと思います」

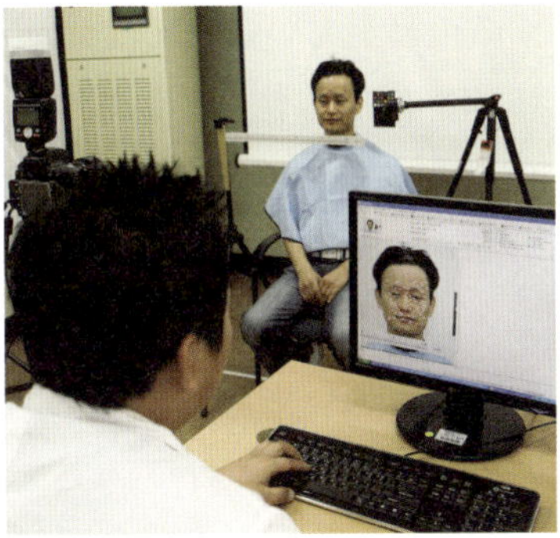

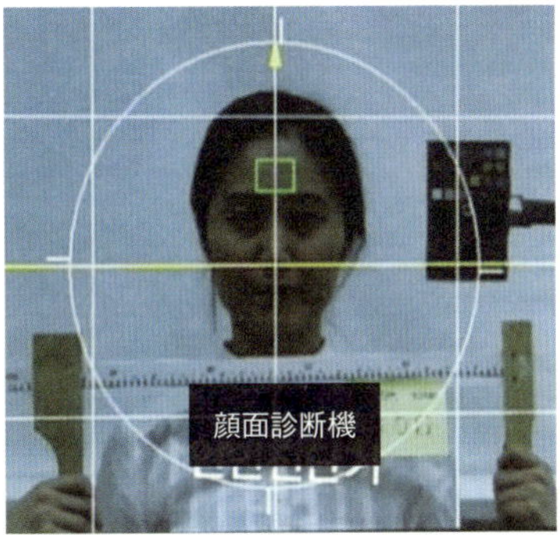

顔面診断機を通じて患者を分析する様子

精度が75%程度になるこの顔面診断機は、まだ臨床には反映されていない。この顔面診断機は4つの基準に基づいて人体を分類する。最初に顔の形を分析して、その次に音声、体型、最後に血液を分析することである。これら4種類の資料を総合して診断を下す。このような基準を作る時に一番重要なのは正確なサンプルだが、韓国韓医学研究院は、韓医院や韓方医療機関に数年間来院して、体質に応じた処方薬を飲み効果があったと証明された模範標準集団のサンプル2千人を集めて、その人々を測定したデータを分析した。

そもそも、四象体質を分類するということは、かなり曖昧な作業である。四象体質に応じて処方する場合、効果が大きいと言うのが韓医界の意見だが、この曖昧さのせいで薬を間違って処方すれば、その被害も大きくなりうると言う。だから四象医学の優秀性を知りながらも、すべての韓医師がそれを活用できないのであ

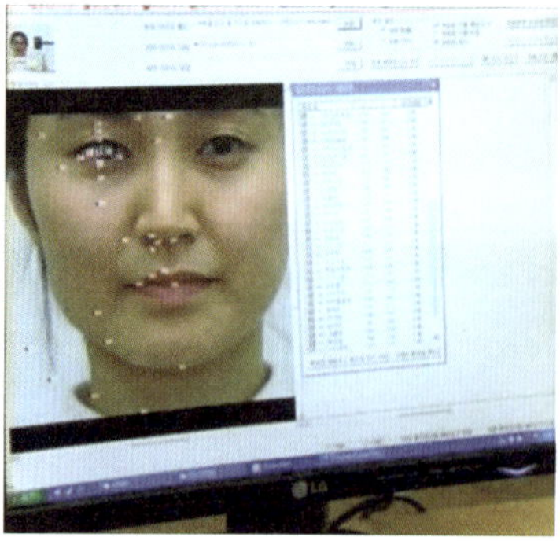

顔面診断機は、顔の形態を分析、音声分析、体型分析、血液検査、このように4段階を総合して人の体質を決定する

る。また、それを活用している韓医師であっても、患者を初めて見てすぐに正確に判断するのは易しいことではない。韓薬を何度も使ってからこそ分かるもので、どんな韓医師も顔を見てすぐに75%の確率でその人の体質を当てるのはむずかしく、それだけこの診断機の精度が高いということだ。韓医師ごとに体質診断が違っているのに、誰が診断しても同じ結果を出す客観的な診断機を作ったことは、韓医学界の発展に大きく貢献することと考える。

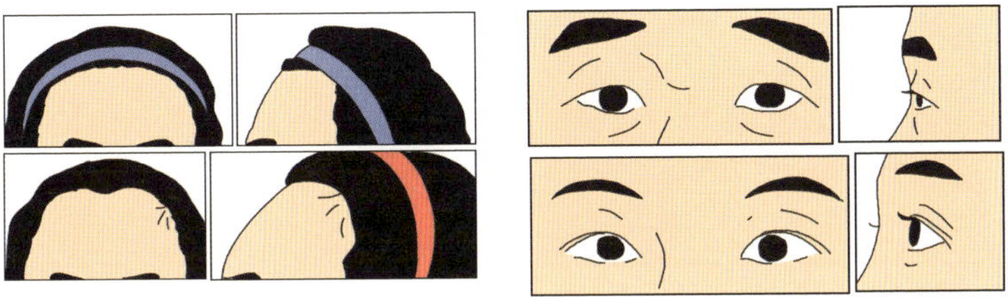

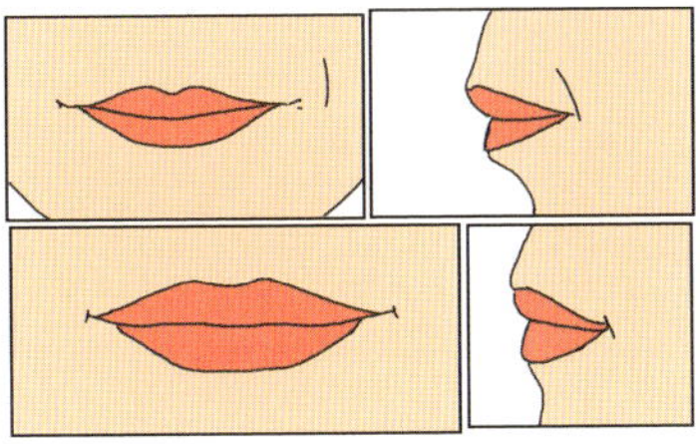

少陰人

額が平たくて目つきが従順に
見える。口は突き出ている

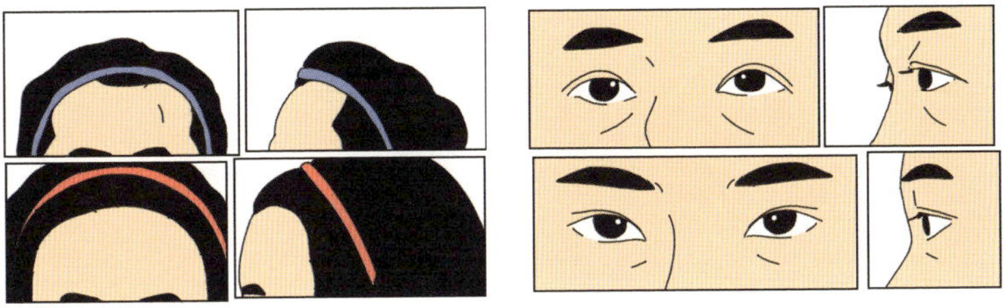

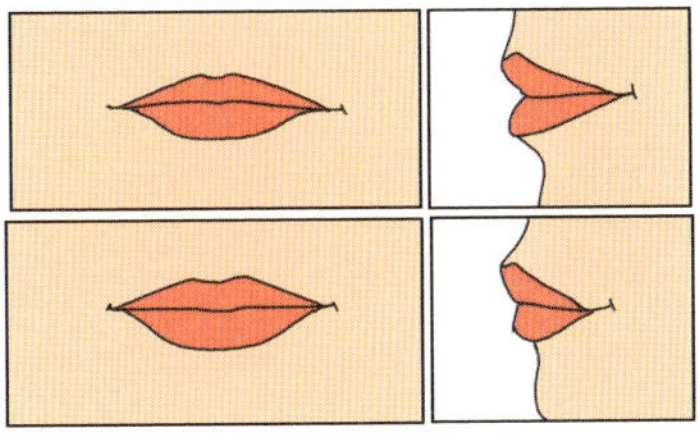

少陽人

額が丸く眼光はきらめく。唇は
薄くて小さい

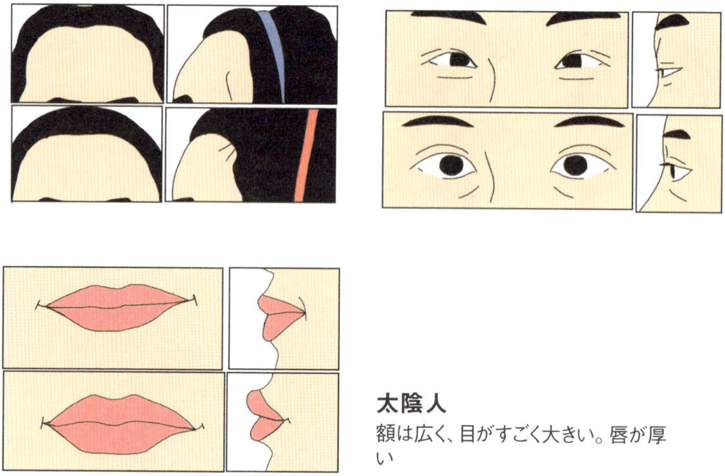

太陰人

額は広く、目がすごく大きい。唇が厚い

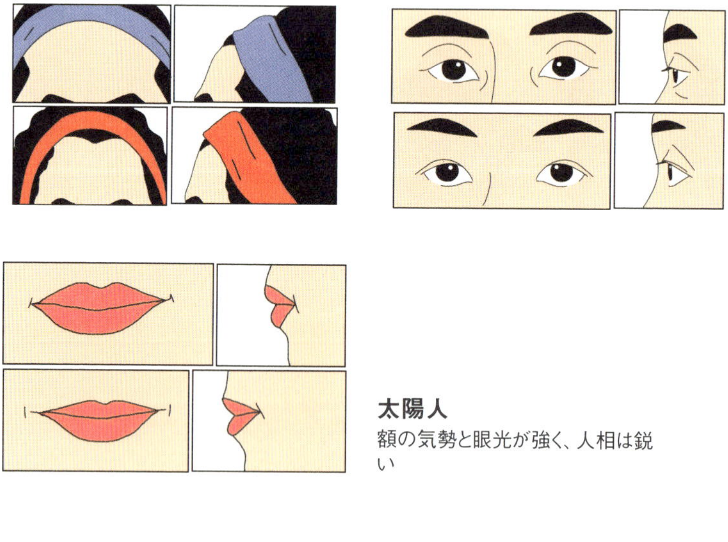

太陽人

額の気勢と眼光が強く、人相は鋭い

では、科学的データに基づいた診断機が存在する必要があるのか？　数千年間伝わってきた韓医学的な診断法は無視してもいいのか。

私は守るべきものは守り、科学的方法を導入すべきものは、導入すべきと考える。例えば、韓医師が持っている固有の繊細な感覚は尊重せねばならず、東医宝鑑で提示したように、我々の文献に記載されている直感的な診断法は、取りまとめてさらに発展させなければならないと思う。また、今まで曖昧で主観的な診断のために経験してきた「医師と患者との意思疎通の障害や診断の不一致」のような問題は、発達した科学的ツールを利用して韓医学本来の意味に合うように使われなければならないのではないか。結局、韓医学が進むべき道は、その人の疾病状態がどうなのかよりも、体質がどうなっているか、その人が寒証や熱証などの病証を持っているか調べることではないのか。CTやMRIなどの西洋医学的診断ツールを使用するとしても、それは治療の効果がどれくらい出たのかを検証する補助の役割をするもので、それが韓医師たちの主な診断の武器ではまったくないと思う。あくまでも最終診断の領域は韓医師がするべきだ。さながらCTやMRI、または血液検査の結果があっても、最終的な判断は必ず医師がしなければならないように、韓医師たちもこれらの視覚的、聴覚的、触覚的な様々な領域の診断結果を総合して、体質や病状を自分で判断して処方を出す時代が来ると思う。以前と違って誰でも共有できるデータをもとに処方を出して、患者の信頼を確保しなければならないのだ。

私は韓国韓医学研究院キム・ジョンヨル本部長に韓医学の標準化の必要性を聞いてみた。彼の答えは明快だった。

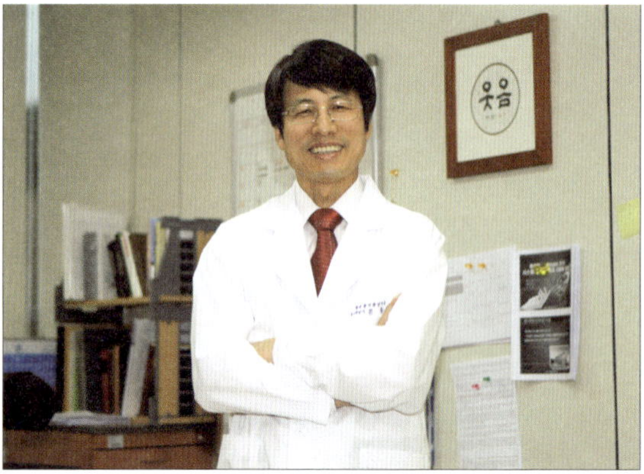
韓国韓医学研究院　キム･ジョンヨル本部長

「今まで韓医学は主観的感覚を伝授しなければならないので、口伝心授を考えて、個人的で私的な方法で伝授されてきました。これに反して、西洋医学は論文という公的な方法を通して伝授されてきました。韓医学も速く発展させるには、このような公的な方法で経験を伝授しなければならない。そのためには科学化して客観化した標準的なプロトコルによる臨床データが蓄積されなければならない。その点から韓医学の科学化と標準化は非常に緊急な、韓医学がこの時代に適応するための必要不可欠な過程だと思います」

デジタル舌診機や顔面診断機、標準診断法がもっと補完して発展すれば、我々は正確な根拠をもとに、私たち一人ひとりの体質や性格に合うオーダーメイド治療が可能になる日が遠からず来るだろう。

インタビュー

韓国韓医学研究院
キム・ギオク前院長

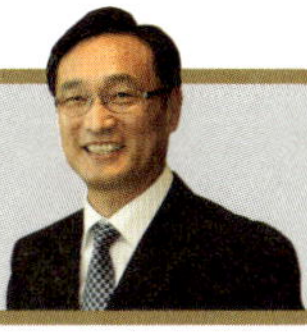

PD　東医宝鑑の科学的標準作業についてどのように考えますか？

キム・ギオク院長　東医宝鑑は古代から朝鮮中期に至るまで、様々な韓医学書をよく見通して簡単で核心的なものだけをうまく整理したので、科学的だと見ることができます。東医宝鑑は分類体系が外面から中に入りながら病気を探して行く方法論と、また複雑な雑病、生理や病理、鍼をうつ方法、様々な体操などが簡単によく整理されているので、一種の医学標準の指針書だと見なします。

PD　気が重要だとしますが、どう判断されていますか？

院長　私たちの体の中に存在する気は、先天的な気と後天的な気、そして気功修練を通じて養われる気の3種類があると思います。気を修練するということは、一種の潜在能力を養うことです。この潜在能力を養っておけば、様々な私たちの体に必要な免疫力や抗炎症能力が生まれて自ら治癒します。一般的に気修練をして自らの力で治すことが、間違いなく養生の一つの方法だと思います。

PD　精・気・神に関する内容が東医宝鑑で非常に重要な比重を占めています。どのような意味ですか？

院長　精・気・神というのは、私たち人間の体の構成要素であり、精というのは私たちがよく言うホルモンの津液もしくは血液のような物質的な状態であり、気は私たちの体の動力だと言えます。神というのは精神的な思考などを言い、これらはまるで車の運転をするときに、ガソリンが必要で車が必要で運転者が必要であるように、この三つがうまく運営されて初めて私たちの体が健康になるのだというものです。

PD　身形臓腑図の絵を許浚先生が直接描き入れた理由は何ですか？
院長　韓医学では、肉体と精神が別々にではなく一緒に作用すると考えています。だから解剖学的な概念と精神的な概念が統合され、すべての臓腑に精神がこもっていて、そこに従って私たちの肉体も動かさなければならないという概念で全体を見せようとしたものです。

PD　身形臓腑図の絵は、脊椎を強調しています。なぜでしょうか？
院長　私たちの気は、丹田から後ろを回って頭の先から再び丹田に帰ってくる過程が、循環では一番重要な過程であるため、その気が移るときにお尻の部分でよく移らないとか、背でよく移らないとか、首の後でよく移らないなど、そのような部分をよく見通して初めて自然に絶え間なくよく移るのではないかという意味で、その三つを最も重要な部分だと思っています。

PD　ところが、現代医学の解剖学と関連して臓腑の位置が違いますが、その点に関してはどのように考えますか？
院長　西洋医学では、かつて死体を解剖してみる方法で行ったのに対し、東洋、特に韓国の儒教精神では死体でも人体を大切に思っていたので、詳細な解剖をしてみることができませんでした。それで、およその構造とそこにある精神的な機能まで説明しようとしたので、現代の解剖学とは少し距離がありますが、一つの精神がこもっている臓腑であることを説明するものなのでそう描かれています。

PD　許浚先生の東医宝鑑は、養生をどのように表現していますか？

院長　許浚先生の東医宝鑑の養生法というのは、私たちが日常生活で健康を維持するために、疲れないように努力し日常生活で健康管理ができるようになっています。特に医学的知識を持った学識者だけが独占するのではなく、一般人も平素の健康管理をすることができるように、やさしく書いたことが東医宝鑑養生法の最も大きな意味だと思います。

PD　養生法が非科学的だという反応に対してはどう思いますか？

院長　気功をする人たちは、ふつうの人でも継続的に修練をすると、超能力者になれると思ってしまいます。本来、潜在的な能力を持っている人が継続的に訓練を繰り返し初めて可能になると言います。場合によっては非合理的な論理ですが、現代医学でその意味をいろいろと解いて解釈する必要があります。例えば永遠の命の意味を、実際に何百年、数千年も生きるのではなく、良い遺伝子を子々孫々に受け継ぐものだと拡大して解釈すると、ある程度は一致するものだと見ることができます。

PD　東医宝鑑には性行為をするとき、精液をむやみに乱用してはならないと書かれていますが、この点をどのようにみていますか？

院長　そうですね。西洋医学では、精液の99%が水なので特に意味がないと見ていますが、韓医学では精液は人体のすべての機能を活性化させた結果として出てくる産物であるため、むやみに排泄してはいけないと言います。結論としては、ほどよく調節して自分の健康を損なわないようにという意味ではないかと思います。

PD　気の修練と養生を通じて病気を治すことができますか？

院長　1960年代、キム・ボンハン先生が研究したボンハン学説によると、経穴、経絡、気などがお互いに影響を与えるそうです。がんになりにくい人でも炎症になりにくい人でも、免疫や炎症に対抗する能力を人体の気という概念で見ることができるのです。これも結局は本人自らの能力によって、免疫能力が増進される可能性があるのだとみてよいでしょう。

PD　韓国韓医学研究院は、標準化と科学化を目標にしていますが、実は韓医学の臨床実験や科学化の必要性については異なる意見もあります。この部分をどう考えますか？

院長　韓医学というもの自体が、科学的な方法で全体に向かい合うと残るものがないという懸念のために、そんな意見もあります。しかし、韓医学をかなり神秘化させると、現代の科学や現代医学と手を取り合って研究しさらに発展させることができません。だから韓医学を根拠中心の学問に連れて行き、いろんな科学的方法でこれを究明し、多くの人と肩をならべて発展する方法により科学化させなければならないと思います。

PD　東医宝鑑の科学的な要素と非科学的な要素をどのように考えますか？

院長　かなり無理な理論的展開があると思います。韓医学の根本的な経絡、経穴、気、また韓薬に効果はあるのかという理由が根本的に研究できていないからです。私たち韓国韓医学研究院では、これらの部分についてもう少し研究し、現代先端科学と連携して究明しなければなりません。多くの部分は私たちが考えているほど荒唐無稽じゃないと思いますが、それを究明する作業には、より多くの時間が必要になります。多くの科学者たちがそこに集中しないと出てこない結果であるため、我々はもう少し待たなければならないと思います。

PD　韓医学の標準化と科学化の必要性について教えていただけませんか。

院長　一般的に韓医学というものは経験によって出発したので、その時その時の対応論理のみが強いと思いますが、実際に人間の構造とか生理病理を解明してみると、いつかは私たちが今まで明かすことができなかった点を見つけ出すことができると思います。そうなれば、韓医学も結局科学という方法で説明することができるでしょう。今までは韓医学を説明することができる科学的な方法がない残念な状況でしたが、もう少し研究が進めばその部分さえも究明でき、結局は韓医学も科学という盤石の上に登れるだろうと期待しています。そのためには、韓医学が標準化によって、すべての人を同じ方法で治療すると、同じ結果が出なければならないのですが、これらの標準化を私たちが今まで試していなかったのです。

私たちは、多くのネットワークを通じてこれを標準化し、また治療の過程についても標準化してみると、結局西洋医学に応用する時にも無理がない、そんな方向にできあがるよう努力していくつもりです。また、現代科学で説明できなかった薬物の作用や生理病理学的な部分も、結局は韓医学的な定規を作っていくべきだと思います。たとえば経絡や経穴、気を測定できる計測器ができるとすれば、韓医学的な治療方法や生理病理学的原理が解明されると思います。

そのような方法の一つとして、私たちの人体にある血液循環系、リンパ循環系のほか、第３循環系があることを明らかにさえすれば、韓医学の鍼をうつ原理とか補剤を飲む理由とか、そんなことの証明が可能です。最近では、微細内視鏡や伝達物質に対する研究などを通して、経絡、経穴、気を究明しようとすることが、私たちの研究の一つです。

PD　韓医学と言うと補剤（守る薬）を思い出しますが、最近は瀉剤（攻める薬）も重要ではないでしょうか。そのような研究はありませんか？　補があれば瀉があるはずなのに、瀉に対する研究の必要性はありませんか？

院長　医学にはその時その時の流れがあります。医学が一番発達する時期は戦争の後、疾病を退治するために急速に発達するのですが、最近のようによく食べ豊かに暮らす時代は、それをまた調節するメカニズムがあります。韓方医学では補と瀉がありますが、今のような平和な時代には昔の厳しい時代に書かれた方法を使えば、むしろ健康になれます。その時代をよく考えてみると、産物が豊富でなく食べることが豊かではなかったので、自分で解決する方法を探したと考えられます。一般的に体に身につけている陰陽というものは、体の恒常性、つまりバランスを持っていくことが目的なのです。それで、必要以上に持っているときはそれを減らし、足りないときは満たすことが陰陽理論なのです。最近は過度に食べて運動不足なので、きたる状態を治療することを瀉法と言いますが、そんなことを治療するために私たちの体の中の老廃物をたくさん抜くか、カロリー消費を多く促進させる方法を瀉法の一環として開発しています。

3 西洋医学を先導する韓医学

韓医学を科学化するという側面は、西洋医学との融合を模索している段階と理解してもいいだろう。一部では韓医学の科学化が固有の韓医学的な色を薄めさせると憂慮する意見もある。結局、韓医学は全体的な視覚による診断より、個体的で分析的な西洋医学の診断に圧倒されてしまうという意見だ。ところがむしろ欧米では、このような韓医学の全体的な立場を擁護する碩学がいて、注目を集めている。英国オックスフォード大学のデニス・ノーブル博士は、体質に応じて治療がなされるオーダーメイド医療が今後主流になるだろうと主張する。

私たちは同じ薬でも人ごとに効能が異なることを見てきた。これは人ごとに体質が違うからである。同じ食べ物を食べても、ある人は消化を良くし、ある人はうまく消化できない場合もある。また急に寒くなると、風邪をひく人もいれば、風邪をひかない人もいる。それぞれ違う状況という環境的な要素もあるが、最も大きく影響を受けるのは、自分の身体の状態だ。この身体の状態は身体全体から生じることで、鼻や肺のような限られた臓器の問題ではないのだ。西洋医学では、鼻と肺という臓器について薬で治療しようとするが、韓医学は周辺環境と患者の身体の状態を全体的に把握して治療する。ノーブル博士は心臓が自ら脈を打つようにする神経細胞を世界で初めて発見した碩学で、私たちの身体の臓器は互いに有機的に連結されていて、身体全体の状態を管掌するという。博士はなぜこのような主張をしはじめたのだろうか？

「システム生物学と韓国の韓医学は、統合と融合の観点から生命現象を研究するという点を考えると、一脈相通ずるところがあると言えます」

ノーブル博士は人体が有機的に連結しているとの概念をもつシステム生物学の研究をしている。システム生物学とは、生命現象はDNAだけでなく、細胞、組織など、様々な人体の構成因子などの相互作用によって左右されるとする概念である。これは遺伝物質であるDNAを生命の指揮者と見て、遺伝子レベルで生命現象の秘密を研究する既存の生物学とは違うのが特徴である。ノーブル教授は還元主義に固着しない統合的な生物学の概念について説明した。

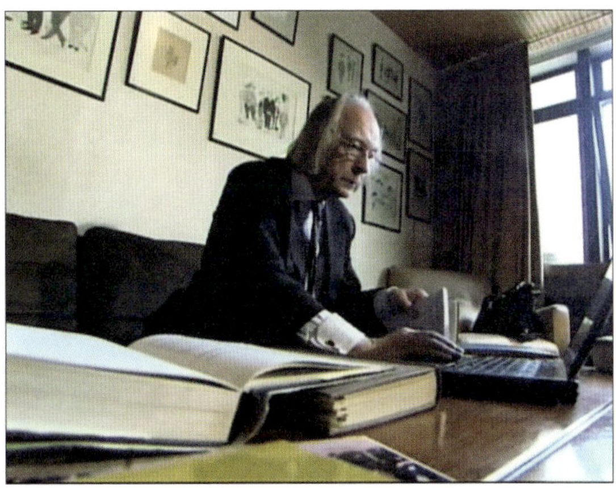

システム生物学の権威オックスフォード大学　デニス・ノーブル教授

「還元主義的な観点から見ると、遺伝子の中でどれが活性化され、どれが作用しないようにするのかを誰が決定するのか分かりません。生命現象を説明するのに還元主義的な観点には限界があります」

還元主義とは、生命現象を解いていく時に最小単位である遺伝子から、タンパク質 → 細胞内小器官 → 細胞 → 組織 → 器官 → 個体などの順で、小さいことの作用を通じて大きなことを理解する方式である。

ノーブル教授は最小単位に分割する人体の理解は特に役に立たず、その最小単位の細胞が集まって結合している組織間の相互作用が、人体に大きく影響を及ぼすと考えている。そのために、彼は韓医学を高い洞察力を持った学問だと評価する。韓医学の生薬処方は複数の要素で構成された複合製剤であるが、そのような複合作用を利用し様々な病気を治療する概念が、システム生物学の基本思考と符合する。

デニス・ノーブル博士は、西洋医学の限界点を東洋医学の全体主義的な視野によって克服しようと試みている。

臓器は別々に作動するが、これらがすべて巨大な自然と連携されているとする思想、陰陽五行。数千年間、医学だけでなく精神を支配してきた東洋の経験である。韓医学はこの経験から出発したので、西洋医学の分析的観点から根拠を説明するのがむずかしい。しかし人体の相生《そうしょう》、相克《そうこく》の原理を生理病理学的に解くことができるなら、私たちの前にある東医宝鑑は、無病長寿の人類の念願を実現する巨大な知識コンテンツになりうる。

多くの人々が東医宝鑑の処方が今日にも効果があるのか、信じるに値するのかについて疑問を持っている。ほとんどの韓医師たちは、東医宝鑑は今日の韓医学が誕生した嚆矢《こうし》だと言う。現在の臨床でも東医宝鑑の処方によく従うと言う。今日まで韓医学の臨床に活用されている東医宝鑑。

もちろん東医宝鑑には、現代人の視点から見て、医学書というには理解できない処方もある。透明人間になる方法とオシドリ肉を食べると夫婦仲が良くなるとか、また首にトゲが刺さったときに呪文をとなえて抜く方法が記載されているのである。しかし我々は、現代医学の視点から、アジアの過去の医学に対する十分な分析、またはそれに対する研究が十分だったのか、優先的に悩んでみる必要がある。

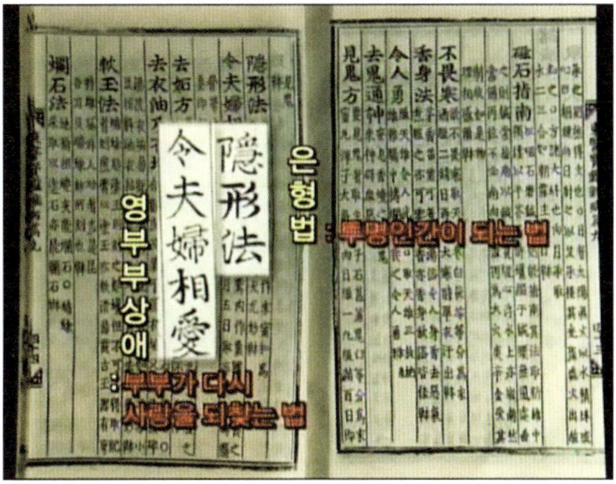

東医宝鑑に記載される透明人間になる法と夫婦が愛を取り戻す法

ひいては東洋医学に対する科学的な研究がもっと必要である。東洋医学の薬材について、数千年間使用されてきており、すでに人体に副作用がないことを立証しているとすると、その当時の医学者たちが、現代医学のように無作為割付けの研究を通じた結果を分析しなくても人体を理解し、生薬が身体に及ぼす影響を完全に理解することになった方法について研究してみるのも、相当に意味があると思う。

西洋医学としては科学的には使えない東洋医学を、西洋の基準で理解するのではなく、東洋医学的基準を適用したり、東洋医学的な分析技法を開発しなければならない。そのためには、当時の医学者たちがどのようにこれらの医学が無害であることを理解し、人体に適用していたかを知るべきである。そして忘れられた医学の公式と治療法をきちんと探し出して、現代でも使用されなければならないと思う。それは素晴らしい価値を持っていることだろう。現代医学の難題が解けない状態で、千年以上積もった東洋医学の神髄だけを選んでおいた東医宝鑑は、この難題を解き明かす糸口になるだろう。

インタビュー

オックスフォード大学生物学教授
デニス・ノーブル博士

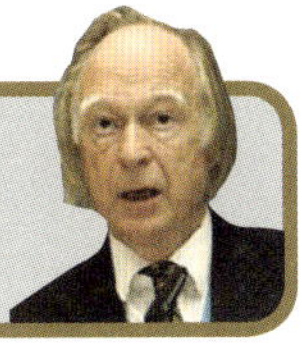

PD 韓国四象体質医学と西洋のシステム生物学（systems biology）はどんな点が類似していますか？

デニス・ノーブル博士 西洋のシステム生物学は、身体(構造)を全体的に見ようとしています。類似点は、伝統的な韓医学も同じだということです。また韓医学は、人間を様々な類型で構成します。人間を体質に応じて四つの四象で構成しているのです。したがって二つの共通点と類似点は、まさに人体を全体的に見るという点です。

PD 教授の主張される仮想構造モデル（virtual constitutional model）とは何か教えてください。

博士 仮想構造モデルとは、西洋のシステム生物学の発展の中、一つに土台を置く概念として、人体全体をモデル化します。これをフィジオムプロジェクト（physiome project）と呼びます。そして、このプロジェクトの中で韓国の科学者たちは、四象体質と一致する類型をモデル化することができるかという疑問を、自然に提起することになりました。つまり、我々が（体質が）high yin（太陰人）やlow yin（少陰人）として心臓をモデル化することができるのか、人の類型に応じて心臓や肺、または人体全体をモデル化することができるのかということです。

PD 私たちがまるで同じ薬を使ってもすべて異なる方式で

作用するという意味ですか？

博士　そうです。そのようにおっしゃられても良いでしょう。基本的な概念は、薬が人によって異なる作用をするということです。だからまったく同じ薬草や薬を使っても、人ごとに異なる結果が出ます。まさにそのため、現在の西洋医学では人間を類型化しようとするのです。この点は、人間を類型化する四象医学と非常に類似しています。違うのは、伝統四象医学は顔の形、身体の構造、脈拍など身体全体の特徴を見て類型化するということです。一方、西洋医学は遺伝子やタンパク質の構成など、その人の生化学的な面に焦点を合わせる傾向があります。しかし、私は最終的に二つを連結することを希望しています。

PD　韓医学のどんな点に興味を感じましたか？

博士　西洋の科学者たちが伝統韓医学に関心を持たなければならない大きな理由の一つは、韓医師たちが自然に患者を分類したり、類型を分けるためです。そしてすでに韓医師たちは自動的に患者をhigh yinやlow yang（太陰人、少陽人を示す）という類型に分類しています。西洋のシステム生物学の関心事の一つは、特定の患者に合った薬を開発することが可能かどうか調べてみることです。韓国の偉大な科学者であるイ・ジェマが抱いていた考えと正確に一致することです。すなわち、この人にはこの薬、その人にはその薬と我々が特定して使用できるのか、（体質）類型に応じてどんな韓薬を使用するか決定できるのかということです。

PD　遺伝子と人体との相互作用はどうですか？

博士　遺伝子との“表現型”（phenotype）のことをおっしゃっていますね？　今ゲノムの配列を解読した私たちにとって最も重要な課題の一つは、特定の人の遺伝子についての情報と、その人の全体的な特徴を連結させることができるかということです。それは非常に大きな課題です。我々は、二つの間に関連はあるが、環境と成長過程（upbringing）も大きな影響を及ぼしていることがわかりました。遺伝子と環境が相互に作用していることです。さらに、その人が食べる食べ物も影響を及ぼします。人によって効果が変わる薬は多いです。

　私は心臓の研究をしているのですが、ある人々にとっては非常に効果が優れているが、他の人には悪影響を及ぼす心臓の薬がたくさんあります。どのようなタイプの人々がそのような薬に副作用（悪い反応）を見せるのか、調べることは非常に重要な問題です。そうしてこそ、その方たちにこの薬は服用しないように言ったり、その薬を服用するように話したりできるからです。すでに私のような西欧の科学者たちは（韓医学と同様に）特定の薬に対する反応に応じて、人々を類型化しています。そのような例はとても多いです。

PD　個人の体質の構成によって変化するということですか？

博士　そのとおりです。人々の遺伝子構成や生活の経験上の差異は、全体的な身体反応に大きな影響を与えます。したがって、四象という四つの（体質）類型は、遺伝子と環境のすべてにかかっていると言えます。

PD　自然あるいは生物学的現象を、遺伝子のみをもって説明することができますか？

博士　遺伝子だけをもって、生物学的特性を説明することは不可能なことです。遺伝子は、いくつもの欠片《かけら》のようなものです。私はよく子供の組立式玩具に比喩するのですが、私たちは組立式玩具で何でも作ることができます。橋や家も作れます。人体は心臓の細胞、肝細胞、肺細胞を作るために遺伝子を活用します。しかしこのすべてのことは、遺伝子のみに依存しない、非常に複雑な生物学的過程によって決定されます。四象医学という伝統韓医学で主張している特性は、遺伝子と部分的に関係がありますが、成長過程や環境も全部関係があるということです。したがって私は、人間の類型化に遺伝子類型化（gene typing）と身体類型化（body typing）のすべてが該当すると考えています。

PD　結局、疾病の治療では、遺伝的な類型化と身体的な類型化のどちらが重要でしょうか？

博士　二つとも必要です。遺伝子だけではすべての答えを得ることができません。例えば、一卵性双生児であっても、同じ薬で、違う反応を見せることがあります。これは非常に興味深い事実です。ぴったり同じ遺伝子を持っていても、常に同じ反応を見せることはありません。

PD　それならば、伝統韓医学に潜在力があるという意味でしょうか？

博士　何人かの西洋人は確実に伝統韓医学のアプローチに大きな関心を持っています。特に韓国の大田（デジョン）にある韓国韓医学研究院で、四象（体質）の類型を研究するために、現在西洋医学を活用しているからです。私はその研究プログラムを全面的に支持し、非常に良いプログラムだと思います。

PD　四象体質医学は、全人的医療（holistic medical treatment）でどれだけの意味がありますか？

博士　伝統韓医学の重要性（意味）は、実験研究によって決定されるような気がします。現代西洋医学で使用しているアプローチは、根拠に基づく医療（evidence-based medicine）です。つまり、実験研究におけるアイデアをテストするという意味です。現在、韓国の科学者たちが特に韓国韓医学研究院で行っている研究は、（四象が）どれだけ効果的なのかどうかを調べるために、四象という仮説をテストしているのです。結局（四象医学の）重要性はそのような実験の結果にかかっています。

<李済馬《イジェマ》の四象体質論>

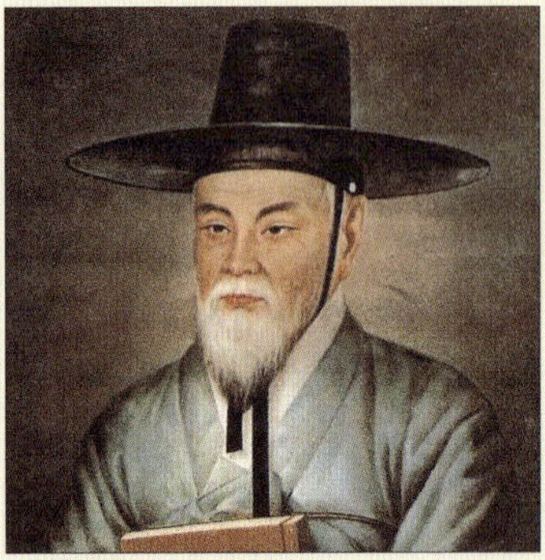
イ・ジェマ（李済馬）

イ・ジェマは1837年、憲宗3年に咸興で生まれた。イ・ジェマが生まれる前に、彼の祖父が夢を見た。ある女性が素晴らしい子馬を1頭連れてきて、この馬は済州島で手に入れた駿馬だが、その真価を知ってくれる人がいないためここまで連れてきたので、引き受けてよく育ててくださいと家の前に置いて消えたそうだ。その後に孫を授かり、夢で見た馬が済州島の馬だったので、ジェマ（済馬）と名前をつけた。

ジェマは幼いころから武芸に抜きんでていた。早くも武科（武官を選抜する科挙）に合格して武衛将になり武官の生活を始めたが、1880年からは自身の哲学的世界観が込められた『格致藁』三編を執筆した。50歳になった年には鎮海県監に任命され、60歳の1896年には武将としてチェ・ムナンの反乱を平定して宣諭委員になった。その翌年には高原郡守となって転任したが、1898年にすべての官職を辞して故郷に戻り、保元房《ボウォンバン》という韓医院を開設した。

イ・ジェマが医術に興味を持った理由は、彼自身が持病を患いながら、その治療法を懸命に探そうとしていたからだ。彼は両足の力が抜ける解亦という病気と、食べ物をあまり食べられずにしきりに吐く噎膈《いっかく》という病気を患っていて、その病気を治すために朝鮮はもちろん満州、ロシア一帯をさまよいながら治療法を探したがろくに治療されなかったため、自分が直接医学の勉強をした。

彼に特別な師匠はなかった。一人で全国を漫遊しながら、または有名な医師や儒学者がいれば不遠千里、遠い道も厭わず訪ねて学び、医学に関する知識を身につけた。このような長年の研究の末、人は体質が違うので病気に対する薬の反応に差異があることを自ら悟り、四象医学を構想して理論を体系化させた。彼も自分が太陽人の体質であることを知って正しい処方を見つけ、自ら自分の病気を治した。

四象体質医学

イ・ジェマは官職を辞退して故郷で韓医院を運営しながら一生を終えるまで、その間の医療知識を集めて、『東医壽世保元』を執筆した。『東医壽世保元』は四象体質医学の集大成として、韓医学の新たな地平を開いた彼の代表的な著作である。

『東医壽世保元』は、木活字本で総計4巻2冊で成り立っている。“東医”は東医宝鑑におけるのと同じく、韓国の医術を意味し、“壽世”は世の中が長寿を享受するという意味であり、“保元”は世界万物の根本を元気に保つとの意味を持っている。イ・ジェマはこの本で人を気質と性格に応じて、太陽，少陽，太陰，少陰の4種類の形態である四象に分けて、病気を治癒するときは、いろいろな病症よりもこれらの体質に合わせて施術しなければならないと主張した。特にこれらの体質に応じて薬を別に作るべきで、そうしないと様々な副作用が現れるとした。

イ・ジェマによると、太陽人は肺が大きく肝臓は小さくて、太陰人は肝臓が大きく肺は小さい。少陽人は脾臓が大きく腎臓は小さくて、少陰人は肝臓が大きく脾臓は小さいと言う。イ・ジェマは、このような差異が、健康と身体の差異だけでなく、性格や気質の差異にも影響を及ぼすと考えて、多くの人々を四象人に分類した結果を統計として出して説明した。このような学説は既存の陰陽五行説に依存せず、一人ひとりの体質に中心を置いた画期的な学説であった。

イ・ジェマが体質を4種類に区分したのは、彼が医者である前に儒学者だったからだ。儒学の陰陽五行思想に基づいて、人の体質と特性を分類したのだ。四象体質論によると体質は先天的に持って生まれるものなので、途中で変わったり変えられたりせず、親からの遺伝であると言う。これは現代医学で各種の疾患などが家族歴に従う確率が高いことですでに証明されている。またイ・ジェマは人の体が肉体的なものだけでなく、心が一緒に存在するもので、体と心が身体を構成する二つの要素だと考えた。病気を誘発させる過程で、精神が重要な作用をするということだ。このようなイ・ジェマの思想は今日でもその原理が証明されることで、彼の思想がどれだけ時代を先取りしたか分かる。

彼は『東医壽世保元』の医源論において、「許浚具備伝之著東医宝鑑医道復興」、つまり「許浚《ホジュン》が東医宝鑑を書いてすべてを整え、これを伝えたので医学の道が復興した」とし、許浚を絶賛した。イ・ジェマも同様に医術を勉強しながら東医宝鑑を参照して勉強したことは言うまでもない。彼は許浚を、中国医学体系を確立した張仲景、朱肱、李梴、龔信《ゴンシン》のような巨匠と同格だと言った。

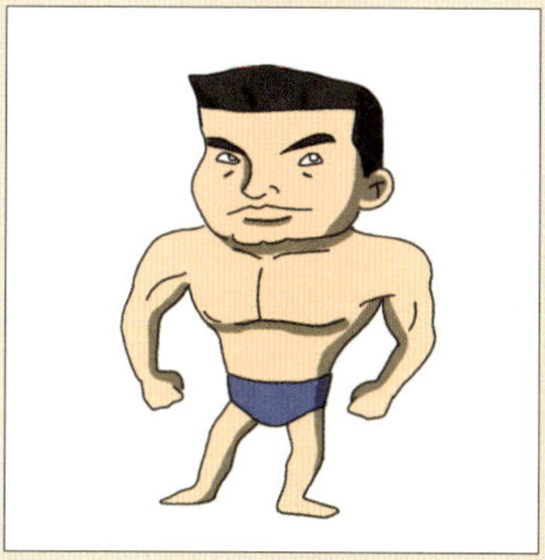

太陽人

上体が発達しており、下半身は貧弱な方だ。胸の上部が発達した体型が多く、首筋が太く大きい。臀部が小さく足が萎縮して立っている姿勢が不安定で、長時間立っているのを大変に思う。友人との交際に長けて対人関係が良い方だ。思考力に優れ、社交性と判断力が良く、進取的な気性がある。英雄心と自尊心が強く仕事が思いどおりにできない場合には、よく激しく怒りひどく自分の健康を害する。太陽人は尿量が多く、よく出れば健康だということだ。また、排泄が良くなければならない。体は痩せた方が良い。太陽人は特に早急な性格を自分で調節し、怒らないように注意する。

- **良い食べ物**：温めた食品より冷たい食品が良く、脂肪質が少なく刺激性の少ない淡泊な味の食べ物が適している。特に脂肪質が少ない海産物や野菜が良い。カリンの実の茶が体に良い。そのほか柿の葉茶や五加皮（ウコギの根の皮）の茶も良い。太陽人は肝機能が弱いので、肝臓を補う食べ物が良い。
- **穀　　類**：ソバ、米、緑豆、黒豆、エゴマ、全小麦粉、麦
- **肉　　類**：エビ、貝類（カキ、アワビ、サザエ）、カニ、ナマコ、フナ
- **野　　菜**：純ハーブ、松葉、白菜、ケール、ナス、キャベ

ツ、シラヤマギク、キュウリ、トマト、ワカメ

- **果　　物**：ぶどう、山葡萄、サルナシの実、柿、サクランボ、カリン、松の花（粉）、バナナ、梨、ミカン、チョウセンマツの実、五加皮
- **そ の 他**：緑茶、焼酎、クエン酸、チョコレート、黄砂糖、ワイン
- **悪い食べ物**：辛い性質で熱い食べ物や脂肪質の多い食べ物は良くない。カロリーが高く高タンパクの重厚な食品をよく食べると、肝臓に負担を与え肝炎などの疾病が起こることがある。肝機能が他の人よりも弱いので、お酒、タバコを注意しなければならない。辛くて熱い刺激性食品を長く食べれば、胃が傷んで食道狭窄がよく起こる。

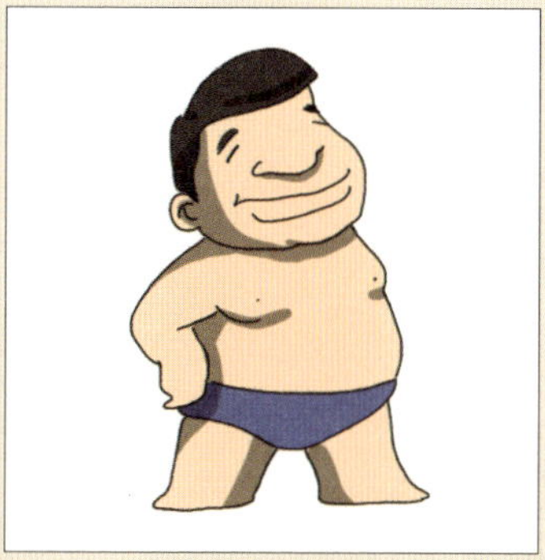

太陰人

腰が太く首筋の上部が弱い。大陸気質が先天的にあるので四象人の中で最も体格が大きい。たまにやつれた人もいるが、ふつうは骨格が頑丈で、背が高く太った人がほとんどであり、手足が大きい。顔の輪郭がはっきりしていて、目、鼻、口が大きく唇が厚く顎が長いので高慢に見えたりもする。汗の穴がよく通じ、汗が多いと健康である。呼吸器が弱いので、他の体質に比べて息をたくさん出す。はっきりした顔立ちと重量感のある足取りで安定感があるが、上体を少し前かがみにして歩く。一度始めると着実に持続する持久力があり、大きく成功する場合が多い。多少、道筋を立てずに言う傾向があるが、要点をまとめ、ユーモアのセンスも抜群だ。

この体質は心臓が弱く、臆病で胸がドキドキする症状をよく見せる。一般的に体格が大きく、胃腸の機能が活発だから、動物性タンパク質やカロリーが多い食糧を好む。そのため、肥満や高血圧、便秘になりやすいので、刺激的な食品や脂肪質の多い食べ物は避けるべきである。運動量が多い運動で汗をたくさん出さなければならないので、ウエイト・トレーニングやジョギングをしても、時間を長くして速度を与えて、運動量が十分に出るようにしなければならない。

- **良い食べ物**：エゴマ茶、はと麦茶、葛の茶が良い。葛は煎じて茶で飲んでも、生汁を出して飲んでも良い。

生汁は二日酔いにも効果がある。

- **穀　　類**：小麦、豆、サツマイモ、はと麦、とうもろこし、ピーナッツ、エゴマ、砂糖、玄米
- **肉　　類**：牛肉、牛乳、バター、チーズ
- **海 産 物**：肝油、明太子、タニシ、ウナギ、タラ、ワカメ、昆布、海苔
- **果　　物**：栗、朝鮮松の実、クルミ、銀杏、梨、梅、アンズ、プルーン
- **野　　菜**：大根、桔梗の根、ニンジン、ツルニンジン、ワラビ、レンコン、里芋、山芋、キノコ
- **悪い食べ物**：肥満になったり、高血圧や便秘になりやすい体質なので、刺激性のある食品や脂肪の多い食べ物は避けるべきである。鶏肉、犬肉、豚肉、参鶏湯、高麗人参茶、蜂蜜、生姜茶は良くない。

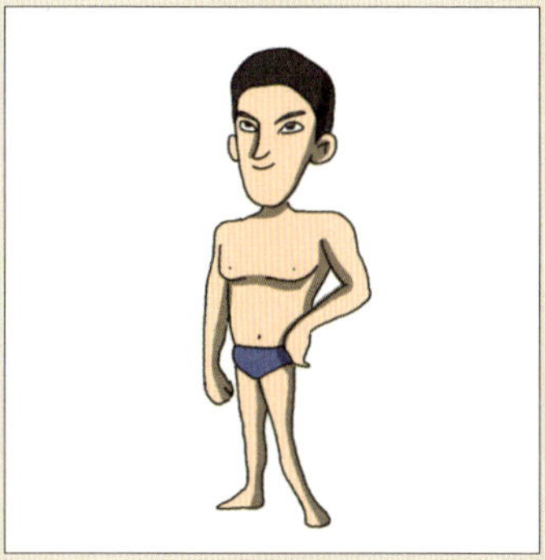

少陽人

胸が発達して腎臓部位である腰の下側が弱い。上体が丈夫で下半身が軽く、足つきが素早い。頭は前後が出ていたり丸かったりして顔は爽やかだ。顔立ちがすっきりとし、目が反射的に動くので視線を合わせるのがむずかしい。口は大きくなく唇が薄く、あごが尖っている。丈夫で素早い点があり、事務に優れている。陽人らしく強さもあって積極性もある。外で名を上げたり、誉められるのが好きだ。排泄の調子がいいと、健康である。少陽人は数日排泄がうまくいかないと、胸が苦しくて熱が出る。弱い腎機能のために腎臓炎、膀胱炎、尿道炎、早漏症、不妊症などによくかかり、腰痛に悩まされている場合が多い。

反面、脾臓と胃腸の機能は旺盛なので、胃腸病に強い。少陽人は脾臓と胃腸に熱が多い体質なので、性質が冷たい食べ物や海産物が良い。少陽人は太陽人に対して悲しみを感情的に爆発させ、怒りを深くこめてしまう。悲しみや怒りを遠ざけて、楽しさや喜びを大事にしたほうが良い。

- **良い食べ物**：少陽人は脾胃（膵臓と胃腸すなわち消化器）が丈夫で食べ物をよく消化させる。また脾胃に熱が多い体質なので、真冬でも冷麺など冷たい食べ物を楽しんで、冷水を飲んでも病気にはならない。新鮮で冷たい食べ物や野菜類、海産物が良く、陰虚になりやすいので陰の気を補う食品が良い。

- **穀　　類**：小麦、アズキ、緑豆
- **肉　　類**：豚肉、卵、鴨肉
- **海 産 物**：生牡蠣、ナマコ、ホヤ、アワビ、エビ、カニ、ザリガニ、ふぐ、鯉、スッポン、雷魚、カレイ
- **野　　菜**：白菜、きゅうり、レタス、ゴボウ（根）、カボチャ、ナス、ニンジン
- **果　　物**：スイカ、メロン、イチゴ、バナナ、パイナップル
- **そ の 他**：生ビール、氷菓
- **悪い食べ物**：熱が多い体質なので、熱を出す食品を避けるべきである。唐辛子、生姜、ネギ、ニンニク、コショウ、からし、カレーなど辛かったり刺激性があったりする調味料と鶏肉、犬肉、ノロ鹿肉、ヤギ肉、蜂蜜、高麗人参は良くない。

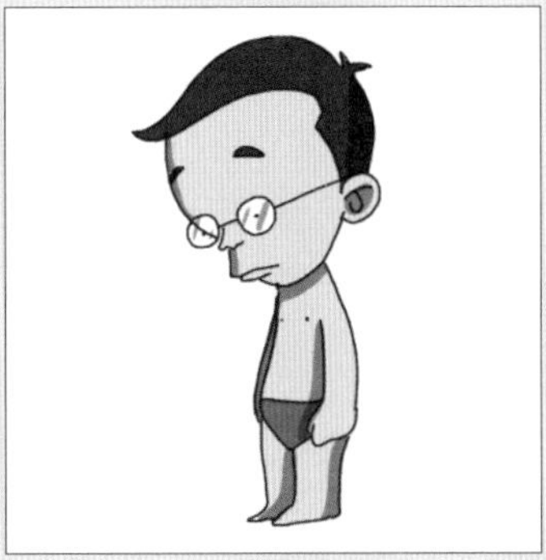

少陰人

臀部が大きく上半身を支えている姿勢が寂しく弱く見える。下半身が発達していて、歩くと前方に傾いた姿勢の人が多い。しなやかで落ち着いている。心遣いが細心で、周囲の人々を集める能力に優れている。仕事をする時には前もって小さいことまで察して計画を立てる。半面、大したことではないのに焦燥感を抱き、消化不良で病気になる。家の中にいようとばかりして、外に出ようとしない。汗がたくさん出ると大きな病気になりかけていて、下痢が止まらず腹が冷たい症状は深刻な病気である。外見は大人しく従順なタイプで、顔は卵のような楕円形であり美人型が多いが、面長の顔や丸顔の人もいる。肌はもともと柔らかく感触も良く、冬でも手足が乾燥せず割れない。女性は多産の場合でも腹部が割れない。体格は一般に小さい方で、背が小さく胸が貧弱で、お尻が大きい。

少陰人の性格は、人と接するときには謙遜して顔に楽しい表情を浮かべ、人々からもてる性格だ。交際がうまく、すべての事務に卓越した実力を発揮する。胃が痛く下痢が出る時は、臍の下が氷のように冷たく、冷気が激しく、頭痛、吐き気を起こして便秘になる。そのほかにも急慢性胃腸病、胃下垂症、胃酸過多症、慢性腹痛などを起こすので注意が必要である。激しい運動を避け、身体の部位をまんべんなく活動させる体操やジョギングなどの負担のない運動が良い。

- **良い食べ物**：少陰人は消化機能が弱く冷え性なので、消化しやすく温かい性質の食品が良い。調理するときは、刺激性のある調味料を使用するほうが食欲をそそり消化に有益だ。少陰人にはシナモン茶、人参茶、生姜茶、ハチミツ紅茶、サンファ（双花）茶などが良い。
- **穀　　類**：エゴマ、うるち米、餅米、玄米
- **肉　　類**：羊肉、ヤギの肉、鶏肉、キジ肉、ウサギ肉、ウナギ、高麗ケツギョ、青魚、イシモチ
- **野 菜 類**：キャベツ、ニラ、ナズナ、春菊、ニンジン、冬葵、ほうれん草、じゃがいも
- **そ の 他**：蜂蜜、高麗人参など温かさを補う食べ物、柑橘類
- **悪い食べ物**：白菜、そば、麦、緑豆、アズキ、サツマイモ、栗、クルミ、スイカ、ナシ、キュウリ、マクワウリ

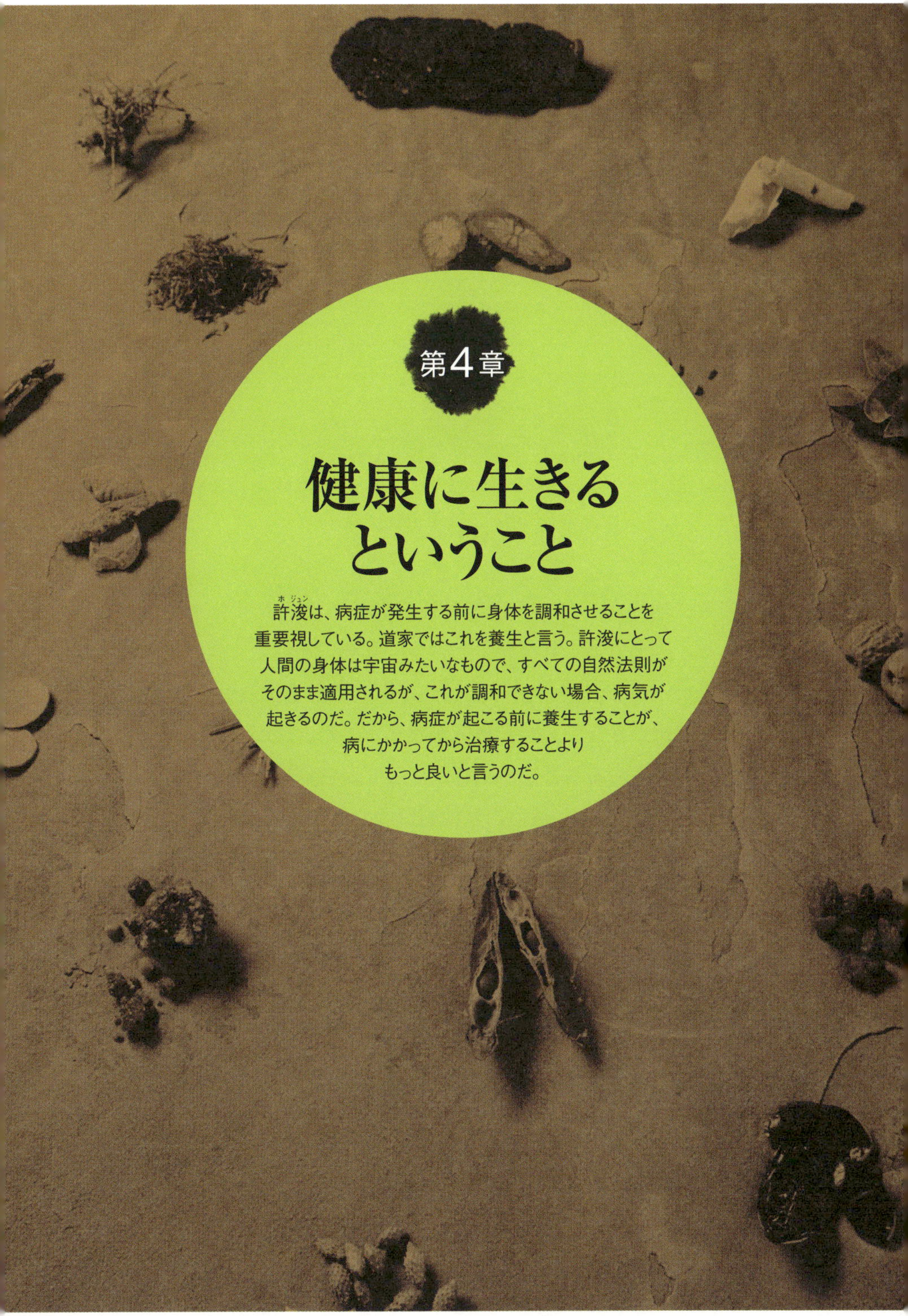

第4章

健康に生きるということ

許《ホ》浚《ジュン》は、病症が発生する前に身体を調和させることを重要視している。道家ではこれを養生と言う。許浚にとって人間の身体は宇宙みたいなもので、すべての自然法則がそのまま適用されるが、これが調和できない場合、病気が起きるのだ。だから、病症が起こる前に養生することが、病にかかってから治療することよりもっと良いと言うのだ。

1 東医宝鑑の養生法

許浚《ホジュン》は病症が発生する前に身体を調和させることを重要視している。道家ではこれを養生と言う。許浚にとって人間の身体は宇宙みたいなもので、すべての自然法則がそのまま適用されるが、これが調和できない場合に病気が起きるのだ。だから、病症が起こる前に養生することが、病にかかってから治療することよりもっと良いと言うのだ。彼は内景編の冒頭で養生を提示しているが、それだけ養生を重要視して考えていた。東医宝鑑の全編にわたって、この養生精神が内在している。許浚は一貫して養生を主張したが、それだけ自分の体を自分が管理することが重要であることを再三再四強調していたのだ。

許浚は内景編に自分の言葉を込めた文を載せた。集例、つまり例（手本）を集めたという言葉だが、彼はここで精・気・神に言及しながら養生の重要性を直接言及する。この集例をみると、許浚が東医宝鑑をどのような意図で著述したのかが我々にも分かる。少し長いが、彼の言葉を直接聞いてみよう。

御醫忠勤貞亮扈　聖功臣崇祿大夫陽平君臣許浚奉　教撰

集例

臣謹按人身内有五藏六府外有筋骨肌肉血脉皮膚以成其形而精氣神又爲藏府百體之主故道家之三要釋氏之四大皆謂此也黄庭經有内景之文醫書亦有内外境象之圖道家以清静修養爲本醫門以藥餌針灸爲治是道得其精醫得其粗也今此書先以内景精氣神藏府爲内篇次取外境頭面手足筋脉骨肉爲外篇又採五運六氣四象三法内傷外感諸病之證刻爲雜篇末著湯液針灸以盡其變使病人開卷目擊則虚實輕重吉凶死生之兆明若水鏡庶無妄治夭折之患矣

古人藥方所入之材兩數太多卒難備用局方一劑之數尤多貧寒之家何以辦此得効方醫學正傳皆以五錢為率甚為鹵莽盖一方只四五種則五錢可矣而至於二三十種之藥則一材僅入一二分性味微小焉能責効惟近來古今醫鑑萬病回春之藥一貼七八錢或至一兩藥味全而多寡適中合於今人之氣稟故今者悉從此
法皆折作一貼庶使劑用之便易云
故人云欲學醫先讀本草以知藥性但本草浩繁諸家議論不一而今人不識之材居其半當撮取方今行用者只載神農本經及日華子註東垣丹

溪要語且書唐藥鄉藥鄉藥則書鄉名與産地乃
備用而無遠求難得之獘矣
王節齋有言日東垣北醫也羅謙甫傳其法以聞
於江断丹溪南醫也劉宗厚世其學以鳴於陜西
云則醫有南北之名尚矣我國僻在東方醫藥之
道不絶如線則我國之醫亦可謂之東醫也鑑者
明照萬物莫逃其形是以元時羅謙甫有衛生寶
鑑本朝龔信有古今醫鑑皆以鑑爲名意存乎此
遂以東垣醫寶鑑名之者慕古人之遺意云

【意訳】

御醫忠勤貞亮扈　聖功臣崇祿大夫陽平君臣許浚が王命に従って著す

集例

臣下が慎んで考えてみると、人体の構成は、内部に五臓六腑があり、外部には筋骨，肌肉，血脈，皮膚があってその形を成し、精・気・神もまた臓腑と百体の主となるものなので、道家の“三要”と釋氏（仏家）の“四大”がまさにこれを言う。道学の書『黄庭経』にも内景に関する文があり、医書にもやはり「内外境象之図」があるので、道家は清浄と修養をもって生の根本を定め、医家は薬や鍼灸をもって治療の法則を定めた。そう考えると、道家は詳細に心身の全体を扱ったわけであり、医家は大まかに具体的な部分だけを扱うわけだ。

今この本でも、まず内景の精・気・神と臓腑を入れて“内景編”にして、次に外景の頭，面，手，足，筋，脈，骨，肉をもって“外景編”とした。また、五運，六気，四象，三法，内傷，外感などすべての病気の病例を抜粋して“雑病編”とし、終わりに湯液，鍼灸を末編にすることで、要領よくすべてを書き尽くし病人に使うようにした。この本をみると虚実・軽重・吉凶・死生の兆候が水面に物体が映って見えるように見通しがいい。偽りの治療で夭折する後悔のないことを望む。

昔の人々の処方（薬方）は、そこに入れる薬材の重量が多すぎたので今では非常に困難である。備用，局方，一剤の数がもっとも多いので貧乏な家ではどうやってこんな薬を備えることができるだろう。『得效方』と『医学正伝』ではすべてを5銭にしたが、それは甚だしく軽率でとんでもないことだ。大抵は一つの処方にただ4，5種であれば5銭でも可とするが、2〜30種にも及ぶ薬材であれば1材はやっと1，2分重しか必要としないので含有量（性味）が少なく、どうして期待する効果を望めるのか。最近出てきた『古今医鑑』と『万病回春』では、約1服の分量を7，8銭あるいは1両までにしてあるが、これは薬味が完全でその量（多寡）がよく合っていて今の人（今世人）の気品と合致するため、この本はすべてがこの標準にしたがって1服に作り、服用（剤用）が便利になるようにした。

昔の人が言った言葉、「医術を学ぶには、まず本草学を読んで薬性を知れ」と言ったが、本草は頻繁に使われ諸家の議論が一致せず、今の人は知らない薬材がその半分にもなる。今から何を服用するか選ぶには『神農本経』（本草）と日華子註（宋朝が出版した日華子本草）と東垣（元朝），朱震亨（元朝、丹溪と呼ばれた）の要語と、また唐薬（中国産生薬）と郷薬（朝鮮産生薬）に記されているものを考えて用いるが、郷薬は郷名（現地の呼び名）と一緒に産地と採取する月日、易経（陰陽乾正）をする方法が書かれているので利用しやすく、遠くに薬を求めるとか求めるのがむずかしかったりする弊害はこの本にはない。

王節斉が言うことには、「東垣は北方医者であるが、羅謙甫がその法を伝えることで、江浙地方に知られた。丹溪（朱震亨）は南医だが、劉宗厚がそれを学ぶことによって、陝西地方で名を挙げた」と語った。すなわち医には、南北ごとに呼び名がある。朝鮮は東方にあり、医薬の研究が粘り強く続けられているので、我が国の医は“東医”と言うのが正しいものである。また鑑とは「万物を明るく映してその形を逃さない」という意味なので、元朝の羅謙甫の著書に『衛生宝鑑』があり、明朝の龔信《ゴンシン》の著書に『古今医鑑』があるが、すべて鑑と名づけた意味がここにある。それで、この本を一度見れば、吉凶、軽重の明らかさが鏡のようにわかるので、いよいよ『東医宝鑑』という名前を付けた。これは昔の人たちの遺志を受け継いだものだとも言える。

内景編の最初の章は、「形気之始」という言葉で始まる。天地創造の時は形と気で始まるということで四大成形、すなわち土、水、火、風がお互いに和合して人を構成し、人気盛衰、すなわち人は年齢によって気の流れがますます弱くなることを述べている。形気定寿夭では、形と気が自分の寿命を全うするか否かを決定するとしながら、この形気をよく保つようにすることが、人が健康に生きる近道であり、このために養生をする必要があると説き明かしている。

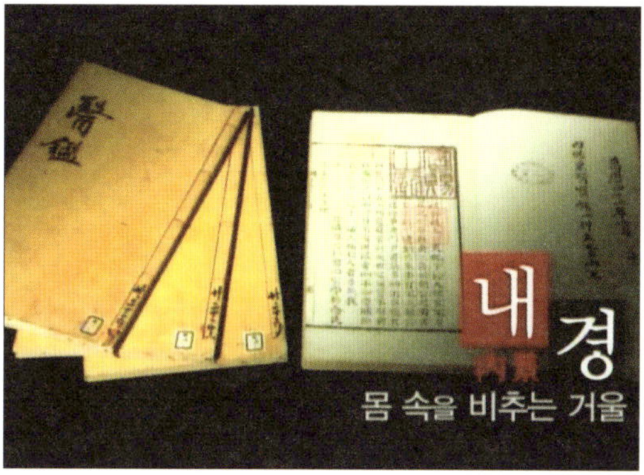

東医宝鑑の内景編

この句節を再度詳しく探ってみると、人が生まれ10歳になると、五臓が安定して血気がよく通じて津気が下に集まっていて、走り回るのを好む。20歳には血気が旺盛になって筋肉も丈夫になり早く歩くのを好む。30歳には五臓が大きく安定して血脈が充満してゆっくり歩くのを好む。40歳には五臓六腑と十二経脈がすべて旺盛で安定するが、髪と頬ひげが半分白くなり

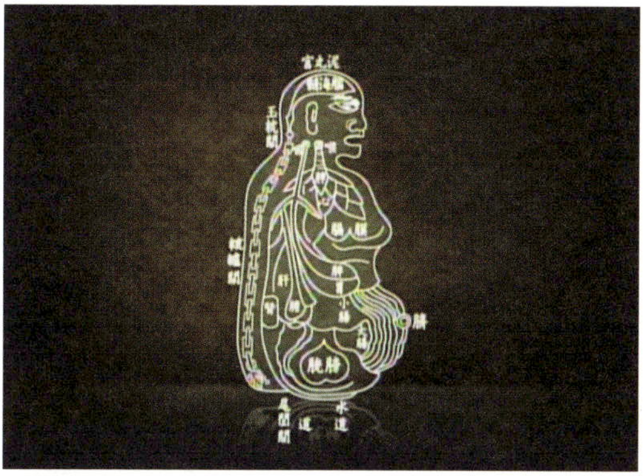
身形臓府図

座るのを好む。50歳には肝気が弱まり、胆汁が少なくなりはじめるので、視力が弱くなりはじめる。60歳には心気が弱りはじめて、心配や悲しみがよく来て横になるのを好む。70歳には脾気が弱くなって肌が乾きはじめて、80歳には肺の精気が弱まって、魂が行ったり来たりとうわごとをよく言い、90歳には腎気が弱まり四つの臓腑と経絡が空虚になり、100歳には五臓がすべて空になって腎気が消え、骨だけにやせ衰えて死ぬと言う。

許浚はこれをより明確にするために、身形臓腑図と呼ばれる絵を直接描いて見せている。

この身形とは、許浚が人体の臓器を道家的立場で描写した絵で、臓腑図を説明する用語も道家で使用している言語である。許浚は孫思邈《そんしばく》(得道して真人と呼ばれる)の言葉を借りて、人体と宇宙、生命が一番重要であり、これは相互につながっていると説明している。それを引用してみると次のようである。

孫真人は「宇宙の中で人が一番貴いので、頭が丸いのは空を手本としたものであり、足が角張っているのは土地を模したのだ」と言った。天に四時があるように人には四肢があり、天に五行があるように人には五臓がある。天に六極があるように人には六腑があり、天に八風があるように人には八関節がある。天に九星があるように人には九穴があり、天に十二時があるように人には十二の経絡がある。(中略)天に太陽と月があるように人には二つの目があり、天に夜と昼があるように人にも眠るときと起きているときがある。(中略)地に泉が湧き出るように人には血脈があって、地に草と木が育つように人にも毛と髪が育つ。地に金属と石があるように人にも骨や歯があり、これらはすべて、四大と五常を手本とし、これを合わせて形を成し遂げたのだ。

身形藏府*圖
孫真人曰天地之内以人為貴頭圖象天足方象
地天有四時人有四肢天有五行人有五藏天有
六極人有六府天有八風人有八節天有九星人
有九竅天有十二時人有十二經脉天有二十四
氣人有二十四兪天有三百六十五度人有三百
六十五骨節天有日月人有眼目天有晝夜人有
寤寐天有雷電人有喜怒天有雨露人有涕泣天
有陰陽人有寒熱地有泉水人有血脉地有草木
人有毛髮地有金石人有牙
齒皆稟四大五常假合成形

* 注：藏府は臟腑と同じ単語

許浚は、私たちの体は天と地を見倣って形態を成したので、人間の立ち居ふるまいは天と地の理に基づいて行われるべきで、もし間違った場合も天と地、宇宙の摂理に従って正さなければならないと言う。

内経は4巻になっており、第1巻では、身形、精、気、神を扱っている。第2巻では、血、夢、声音、言語、津液、痰飲、第3巻では、五臓六腑、三焦腑、胞、第4巻では、小便、大便に対する内容を扱っている。

限られた放送時間内では、これらすべてを扱うことが私にはできなかった。しかし許浚が強調しようとした一つのことがあり、そのため数々の医書を引用しているのではないかと思った。それ

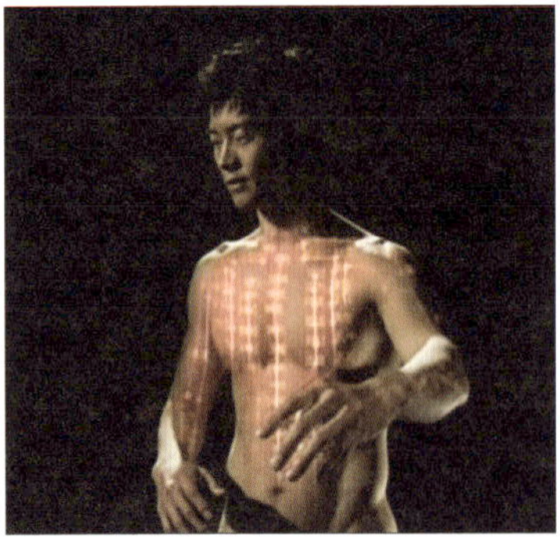 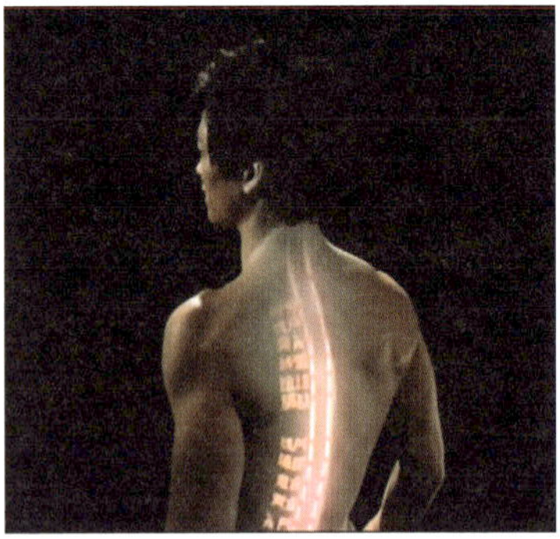

人間の体は天と地を手本として形態を成している

はすなわち、身形臓腑図と精・気・神、そしてこの精・気・神をよく育てることができる養生法であった。

この身形臓腑図は私たちの体を身形に表現して、内部には五臓六腑、外には筋肉，皮膚，脈，血などで身形が構成されていると説明する。身形を構成する五臓六腑や筋肉，皮膚などは主人が別にあるが、それは精・気・神である。この精・気・神は、道家では人体の生理の基本単位として見ている。許浚は『本草綱目』の「保養精気神」の句節を引用して、精・気・神の保養が健康と直結すると言う。精・気・神を主張する人は明国の臞仙《くせん》であるが、許浚は臞仙の口を通じて精・気・神の意味を定義している。

臞仙は言った。「精は体の根本であり、気は神の主人で、形は神が宿る家だ。したがって、神を過度に使えばすべてなくなって、精を過度に使うとすべて乾いてしまい、気を度を越して使うと切断されてしまう。したがって、人が生きているのは神のためであって、形が持ちこたえているのは気があるからだ。気が弱まると形も減ることになるが、そうなって長く生きている人の話は聞いたことがない」

2 体の中の相生と相克の調和

東洋医学は世界が陰陽から始まり、五行の相生・相克の調和の中で動くという陰陽五行から始まった。だから人間の体も世界と同じで、世界の形が人体に反映されたのだ。後世、碩学たちがこの陰陽の理論をもとに臓腑経絡理論を作ったし、高い抽象性と含蓄性をもとに陰陽五行理論を固めることになった。

簡単にまとめると、太陽と月、夜と昼があるように、世界は陰と陽の対立と調和から造成され、同じく世界の内部もまた、陰と陽に区別されるという。まるで二進法が展開されるように陰陽、陰陽、陰陽の調和が私たち人間の体の内と外でつながっていく。私はこの陰陽五行と身形臓腑図をどのように関連させるか悩んだ。人の背中は太陽が照らす表側なので陽であり、船は太陽を背にして帆が進むので陰である。一般的に言って活発で外向的で暖かく明るいのは、陽に属する。相対的に静的であり内向的であり冷たく暗いのは、陰に属する。

ところが、この陰陽は互いに相対的である。比較してお互いの差異があれば、そこで陰陽が再び発生する。しかし、なぜ陰陽が重要か？　陰陽があってからこそ、お互いに循環するからである。この陰陽がなければ循環もないし、したがって生命もない。『黄帝内経』の「素問」に次の一節がある。「陰が包みこんで陽をひそかに隠せると、精神がこれに治められる。陰と陽が落ちて割れれば、精気が断たれる」。つまり陰陽は互いに独立したものではなく、お互いの根本に相当する。陰があって、陽があり、陽があって陰が存在するのだ。陰が過度になったり陽が過度になると、平衡が崩れて病気にかかる。

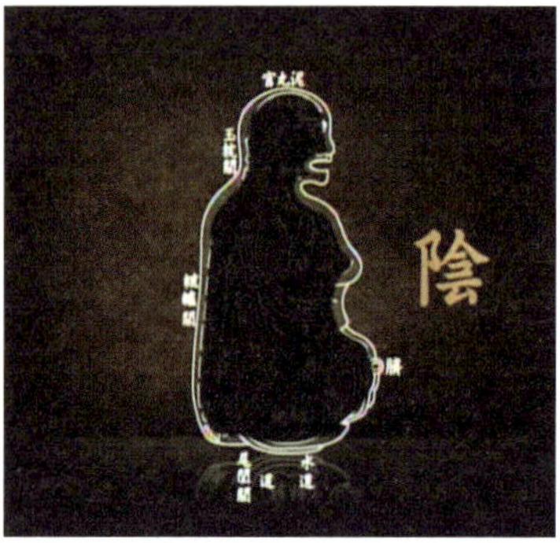

人の内部は陰に該当する

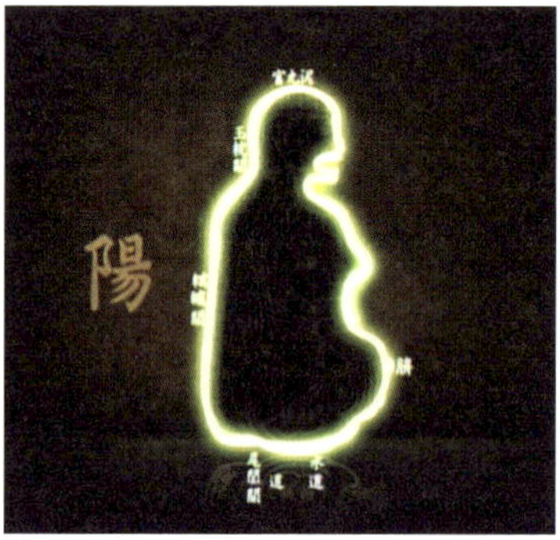

人の外部は陽に該当する

韓医学では陰陽どちらか一方が過度になることを邪気というが、この邪気は病気を誘発するいくつかの要素を言う。いわば、風，寒，暑，湿，燥，熱、この六つの気候を代表的に病気を起こす邪気だと言うのだ。ここで寒と湿は陰邪で、風，暑，燥，熱は陽邪である。陰陽は四季をはぐくむ。春，夏，秋，冬の変化に応じて、万物の生老病死が続いていく。

東洋医学は、この陰陽の理を悟り、この変化に順応し活用することで長生きできると言う。陰陽の変化は、木，火，土，金，水の五行にさらに分化される。五行はこの世に存在する五つの物質である。すなわち木火土金水、つまり樹木と火と土壌、金属と水を称するが、これらの物質は互いに相克したり相生したりすることもある。すなわち木と火は相生である。木があれば火がよくつくという理致だ。火は土との相生だ。陶磁器は火で焼いてから頑丈な器となる。また、土の中から我々は金属を得ることができる。やかんがあるから水を求めることができる。そして水があるから木が生きて行ける。これを木生火、火生土、土生金、金生水、水生木と言い、“木→火→土→金→水”の方向に行くと、相生すると言う。ところが、五行はお互いに良い一面だけではなく、お互い相克である場合がある。木克土、土克水、水克火、火克金、金克木と言い“木→土→水→火→金”という方向に行く。意味を解釈してみると、木の根は結局、土を突き抜けて出てくるし、ダムは土を使って水を閉じ込める。水は火を消すことができるので水克火となり、火で鉄を溶かすことができ、斧で木を切る理致を相克として形象化したのだ。

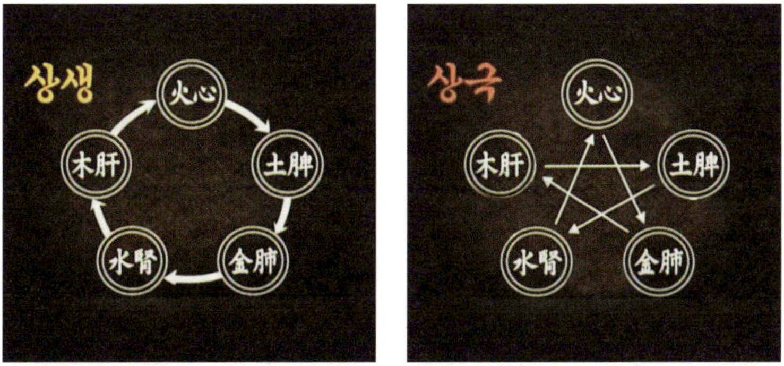

相生と相克の原理

昔の碩学たちはこの五行論に基づき自然界の五時，五方，五気などを我々の身体の五臓六腑と密接に関連させることで人間と自然が釣り合う関係を描き、生命の秩序を規律する理論として整理した。五行を人体の臓器と関連させたのは次のようである。

五臓の場合、木，火，土，金，水を肝臓，心臓，脾臓，肺臓，腎臓とつなぎ、六腑は胆，小腸，胃，大腸，膀胱の順で連結した（注：関係臓器のない三焦ははずしてある）。西洋医学的観点からするとまったく理解できない陰陽五行と五臓六腑の連結である。しかしそれぞれの臓腑が別途に活動するのではなく、お互い協同し調節しながら全体的に動くという側面では、この陰陽五行説で説明可能なものである。生命活動はそれぞれの臓腑で別個に論議されるのではなく、全体的側面から見なくてはならないものだ。

体の中の臓器は、相生，相克の調和を成す

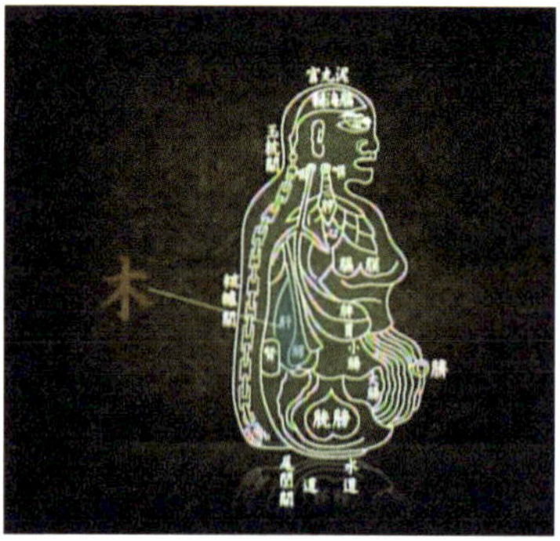

肝臓は木に該当する

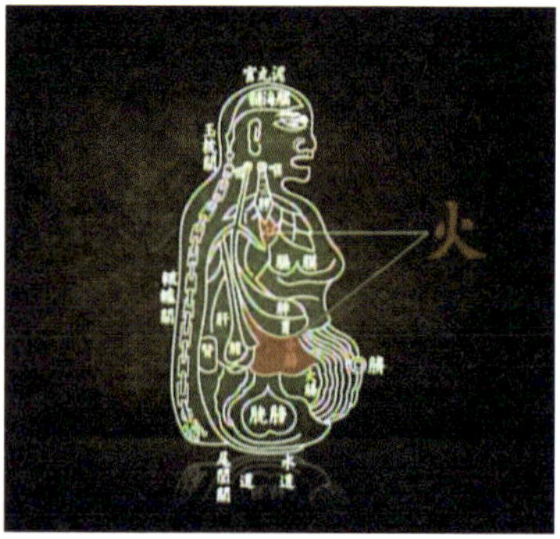

心臓は火に該当する

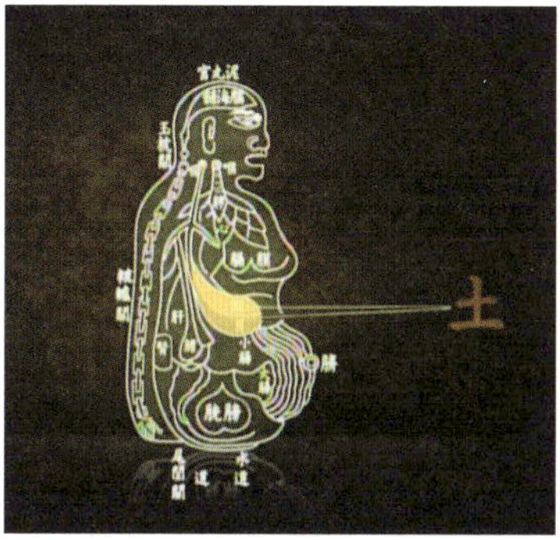

脾臓は土に該当する

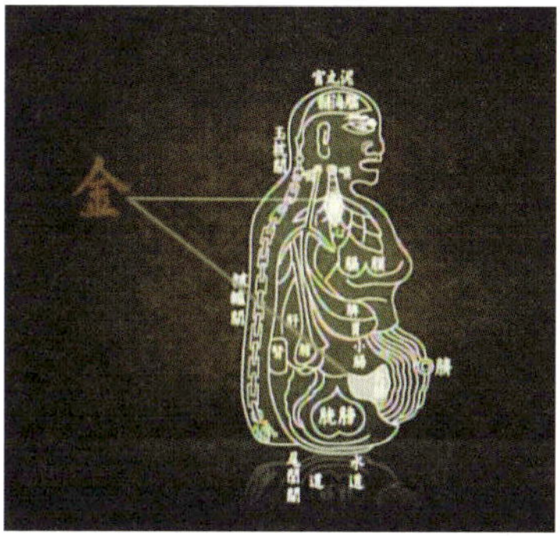

肺臓は金に該当する

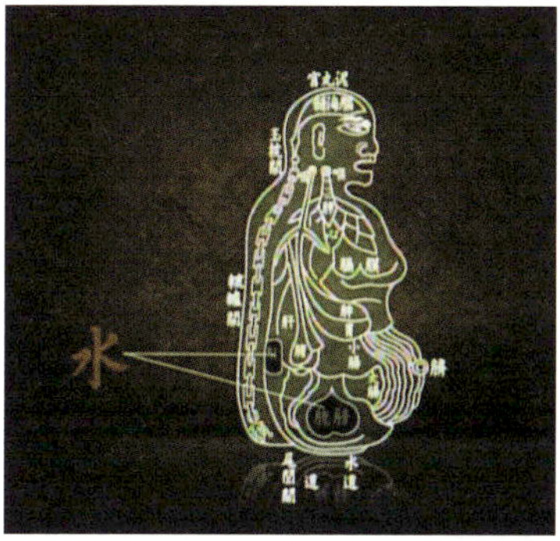

腎臓は水に該当する

それで許浚は、この五臓六腑の相生と相克はこの精・気・神の管理から始まると述べたが、この精・気・神の管理が養生である。東医宝鑑は病気を患っている身体を良く治すことだけではなくて、病気にかからないようにすること、身体を常に良く管理して健康を維持するために養生を強調した本である。

3 養生と気の修練

私はこの養生をどう表現するか頭を抱えていた。たまたまKBSには多様な同好の会があり、偶然ではないが気功を修練する研究班を探して、そこでチャン・ウラク大師という方にお会いできた。彼は韓国生まれの中国人で、7歳の時から父親に家門の秘法である気功法を伝授してもらった。その後、台湾の呉福慶先生から東洋医学と太極拳を伝授され、気功を大衆に向けて教えていた。大師を通じて太極拳を見せていただいた。太極拳の気の運用も、体と心をきちんとする側面で養生の良いモデルとなる。

「気というものの意味は、人間が呼吸を通して瞑想活動をすることです。功というものは正しい姿勢と心を鍛練し、年の功を積み、絶え間なく発展していくことを意味します。それで気功術を通して鍛練効果を得るためには正しい姿勢、正しい心構えがとても重要です。おそらく東医宝鑑もこのような気功の精神にのっとり正しい姿勢と正しい心を強調したのではないでしょうか」

健康のために家族全員で養生修練法を行っている大邱のある家庭を訪問した。養生とは歯（注：琢歯と言う）を強く上下にぶつけ合ったり、唾を飲み込んだり、顔をこすって拭いたりなど、導《どう》引《いん》修練法で練磨することもある。ただし、何よりも正しい心構え、正しい姿勢で生活をすることが養生の近道であると東医宝鑑は言っている。家族みんなで気功修練を始めて5年目になるオ・ヨンホさんは、このような養生修練法を通して健康に生きる方法を学んだという。

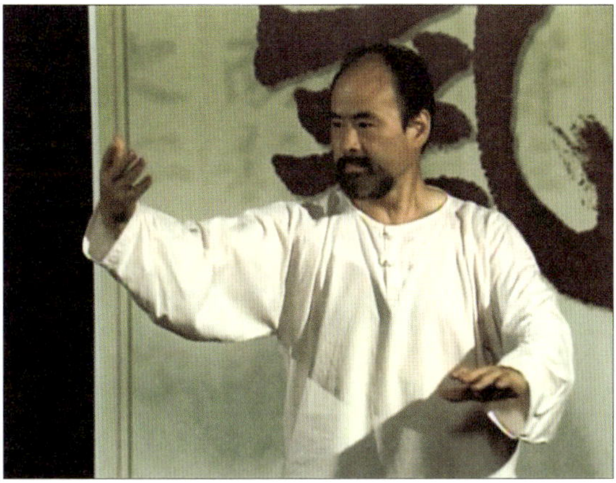
気修練の模範を見せるチャン・ウラク大師

「私が養生方面に関心を持った契機は、生きているうちは、病気にかかって死ぬまで苦労をしたりせず、健康に長生きすることはできないかと関心を持っていて、それが養生につながりました。『黄帝内経』や東医宝鑑など多くの本でも養生, 導引養生術の部分にすべてが言及していますね。日常生活の中でほぼ毎日やっているのですが、朝の時間はちょっと忙しく、退勤して家事を終えてから夜寝る前に1時間程度やっています」

身形臓腑図を見ると、養生では気の流れを重要視していることが分かる。特に許浚《ホジュン》は丹田有三、背有三関といって、丹田には三つの種類の流れがあって、背中には3種類の気の流れをつなげるかんぬきがあると説明した。彼は仙経の一節を引用した。

「脳は髄海と言われ上丹田であり、心臓は絳宮（濃紅色の袋）

と言われ中丹田であり、臍下三寸の部分は下丹田である。下丹田は精を貯蔵する場所であり、中丹田は神を貯蔵する場所であり、上丹田は気を集める倉庫である」

ここに98歳まで長寿を全うした中国道教南宗の始祖である張伯端(984〜1082)の著書『悟真編』を引用したが、「人の体は天と地の秀麗な気を受けて生まれ、陰陽を借り作り出された形態を成している。それゆえに精・気・神が体の中に腰を据えて主人となる」と言った。そして背中には三関があると言われ、気の流れを円滑にしてくれるため、さらにこの精・気・神が養生されると言う。

仙経には「背中には三関がある。脳の裏側に至るものを玉枕関《ぎょくちん》と呼び、夾脊すなわち脊椎部分を滑車のように上がったり下がったりするものを轆轤《ろくろ》関と呼び、水と火が出会う場所を尾閭《びりょ》関と言うが、これらはすべて精と気が行ったり来たりする道である」と書かれている。すなわち玉枕《ぎょくちん》関は頭の後部を指すが、脳の後頭部の突起した頭骨のことを言う。今もここに枕をするから、枕のことを玉枕と言う人もいる。轆轤は滑車とも言っていて、我々の体の気を上下に動かすようにする位置にあるので轆轤関と言う。尾閭関は、経絡では尾閭穴で脊髄の端にある、鍼を打つ場所でもある。尾閭は大きい海の下にあって水が休む間もなく湧き出てすべての川の出口になるとも言われるが、ここから近い会陰部を絞って気をもらう。

そしてその気が三関を行ったり来たりして一筋の脈が脳の泥丸宮に集まるが、ここには紫金丹があり、これが口の中の津液、すなわち唾に変わり口に流れ込み、芳しく爽やかなものが舌の中にそこはかとなく広がると言う。だから我々が養生をしているときに唾を出して飲み込むことは、この精・気・神をよく運用していると言える。

東医宝鑑の内景編にはこのように、精・気・神と養生が最初に説明されている。放送や新聞でたとえるとヘッドラインであり、トップニュースである。この精・気・神に関連する内容は東医宝鑑の内景編に最初から数十ページにかけて言及されているが、道教の医書を主に引用して、養生と精・気・神の重要性を何度も強調した。

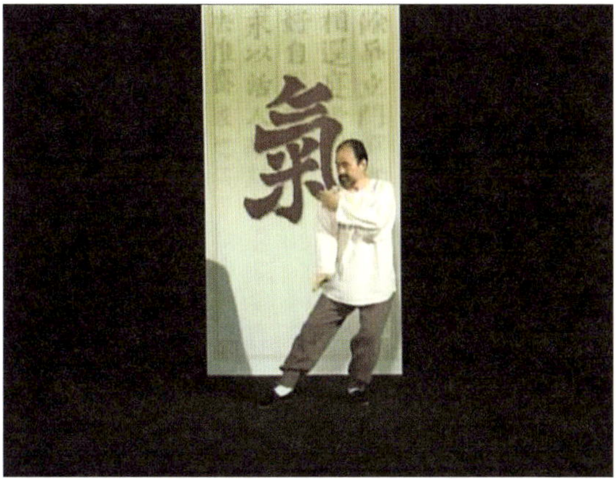

気の運用は正しい姿勢と正しい心を鍛錬することだ

このように内景編には大した努力やお金をかけなくても、健康に生きられる精・気・神保養と養生法が載っている。もし東医宝鑑の内景編に載っている精・気・神保養に基づいて養生を全国民で行ったならば、張伯端のように平均寿命は100歳以上のなるのではないかと考える。特に『摂養要訣編』を見ると、養生の重要な秘訣を道教の主要経典である『黄庭経』を引用して伝えている。このような内容を私たちが修行したならば、東医宝鑑が伝えようと思った養生の意味が永く生き続けられないかと考えついた。

「人が不死を全うするためには崑崙を修練しなければならないとのことだ。ここで崑崙は頭である。この意味は、髪をよく梳かして、手でよく顔をこすり、歯を上下によくぶつけ、唾を常に飲み込み、気を真心をこめて磨かなければならない」

東医宝鑑の特集放送後の8月のある日、一人の新聞記者が訪ねて来て東医宝鑑の制作記について聞いた。その中で印象深かったのは「東医宝鑑の中でどの部分が一番印象に残っているのか」という質問だった。当時はこれといった東医宝鑑の一節は思い出さなかった。しかし、この一節なら面白くて、一般の人にも生活に反映できるのではないかと思い、以下に書き写してみたいと思う。

節慾儲精、煉精有訣：欲望を節制して精を積み重ねる。精を修練するには秘訣がある。年が40歳になる前に放蕩な生活をすると、40代を峠に気力が足りなくなり、40代以降に各種の疾病が現われてきやすいのは、この精を乱用したからである。もし年齢が60歳を過ぎても性生活をせずに心を平安に維持できるのであれば、自然と精を守ることができる。しかし突然性欲が火のように起き上がり、これを自制できないと、この精が抜け出て自分の体を死なせてしまう。だから、排泄で精が抜け出ることを防ぎ、精を貯蔵するべきである。『仙書』によると「色欲が行き過ぎると精を失うが、精を節制できるのであれば、十分に長寿を享受することができる」と言っている。そして精を修練する秘策があるのだが、夜中の子《ね》の刻（23:00〜翌日の1:00）に着服して座り両手を合わせて力強くこすり、手の平が熱くなると片手には性器を握りしめ、片手は臍の上をそっと包み隠し、精神を体の中の腎臓に集中する。これを長い期間訓練すると精が旺盛になる。

私は東医宝鑑について興味を持っている方に、時間が許す範囲でよくこの節を聞かせてあげる。簡単ではあるが、効果のある養生法であると考えている。

4 韓国の薬草

韓国で一番多い種類の薬草が取引され消費されているソウルの薬令市場である京東市場に出向いてみた。韓国で栽培されている薬材は数千種類に及ぶが、この多くの薬材を合わせて私たちを治療する韓薬材ができる。

京東市場入り口にある、ある薬材のお店に立ち寄ってみた。ちょうど楡根皮《ユグンピ》を買いに来た中年男性に会った。この人は逆流性食道炎の症状のために楡根皮を買いに来ていた。薬材商の主人との話を立ち聞きしてみた。

「それなら今までここでこの薬を飲まれてすごく効果のあった人がいらっしゃいますか？」

「もちろんです」

「だいぶ良くなったかご存知ですか？　それではこれはどのように服用すればいいですか？」

「楡根皮に棗《なつめ》。これに棗だけを入れて沸騰させて、その汁をお茶を飲む感じで1日3回、食後に飲んでください」

「この成分については医学的に明らかになっているものとか、そういったものはありませんよね？」

「これは何となく昔から…とにかく炎症も皮膚炎も胃がんもお客さんが一番よく欲しがるものですよ。木の皮ではなく、楡根皮は根の皮です。これを茹でて飲むべきです」

「1か月の量はどのくらい買えばいいですか？」

「1か月飲む量なら、これが5千ウォン（約450円）のパックなんだよ。これ四つほどあればこの1束で二番煎じまでできます。二番煎じまで2回やって、およそ3か月根気よく一度飲んでみてください。麦茶の代わりに。ふつうに飲むお水の代わりに、ここから出たお湯自体でご飯を炊いたりする人もいます。3か月程度飲んで完治した人もここに訪ねてやって来るんですよ。（楡根皮を少し渡しながら）これ一度噛んでみてください。これが木の皮じゃなくて主根なので、もち米みたいに弾力があるんです。乳がんの患者もよく飲んでいるそうですよ。食感が完全にモチモチしてもち米みたいですよ」

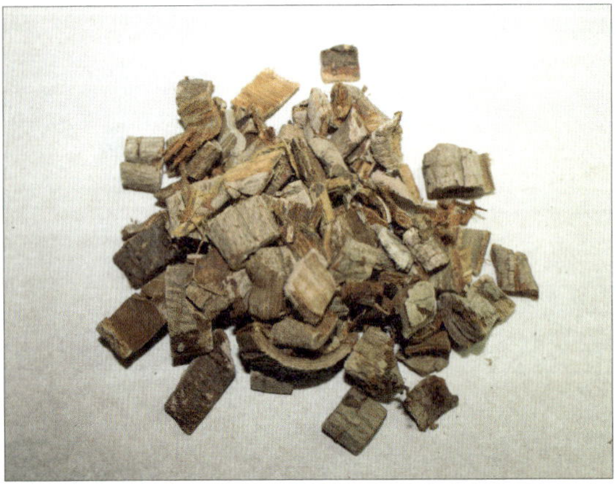

炎症に特効のある楡根皮

薬材商は、民間療法で楡根皮が昔から炎症には特効薬だと言った。そのため食道炎患者はもちろん、胃がん、腸がん、肝臓がんの患者もよく訪れて、また乳がん患者もよく服用しているという。 楡根皮というものは昔から単方薬として使われた。全羅道地域ではタルバン木とも呼んでいるが、楡の木の一種である。

ほかの薬材商にも入ってみた。最近も補薬を作るため薬材商に訪れる人が多いか聞いてみた。今も補薬を探す人は多く、主として年寄衆は在来市場によく買いに来るが、若者はインターネットや大型スーパーで簡単に購入する傾向があると答えた。在来市場を探す若い主婦たちにはインターネットを使ってどこに良いものがあるかリストを作り、その薬材のみを買って行く人もいて、出所はどこなのか尋ねると東医宝鑑の処方を多く活用しているという。主にどの薬材が多く活用されているか聞いてみたら、がん治療のために人参、紅参などが多くて、最近はお茶文化が普及したおかげか、夏季には生脈散、五味子、楡根皮、梅の実が多く、冬季には体力を補うために紅参、鹿茸《ろくじょう》などの薬材が多く出ると答えた。生活に必要な薬材も多く出ていて、たとえば夏季は参鶏湯に使う黄耆《おうぎ》（キバナオウギの根）、棗や産後ケアの雷魚と一緒に使う沙参などである。

取材途中に、韓国の韓薬材に対して批判する70代のお爺さんにもお会いできた。彼は、韓国の薬材はひどい低価格で、実はちゃんと栽培していないと指摘した。昔は材料をとても大事にしたが、今はその当時に比べて韓薬材をやたらいい加減に取り扱うとのこと。以前は薬材を乾かすときも真心を込めて乾かし、韓薬を煎じるときも真心を尽くして煎じていたが、今はほとんどが大量生産、大量販売で、皆がお金儲けだけに汲々としていて、ちゃんと韓薬材を管理していないと言う。人参だけを見ても今や田に栽培して、甚だしきに至っては肥料まで使っていてどんな薬効を期待できるのかと、現在の生薬栽培と販売について辛辣な非難をした。

取材中に咸陽郡に行く用事があったのだが、そこで出会った薬草を栽培するある人も同じように言っていたことがあった。昔は骨にひびが入ると破骨になったとか言って、紅花の種を煎じて飲んだと言う。煎じて飲めば48時間以内に骨がくっつく。この貴重な紅花の種は400gを生産するのに20万ウォン（約1万8000円）程度がかかると言う。しかし、これがお金となるためあっちこっちで栽培を始めて価格競争となり、今は400gで4万ウォン程度で売られているという。紅花の種は50万ウォン程度すべきだが、あるべきでない構造が形成されたのである。彼は政府が価格を保証し限定された数量を維持して、本当に必要な人が手にする構造を作って欲しいと言った。

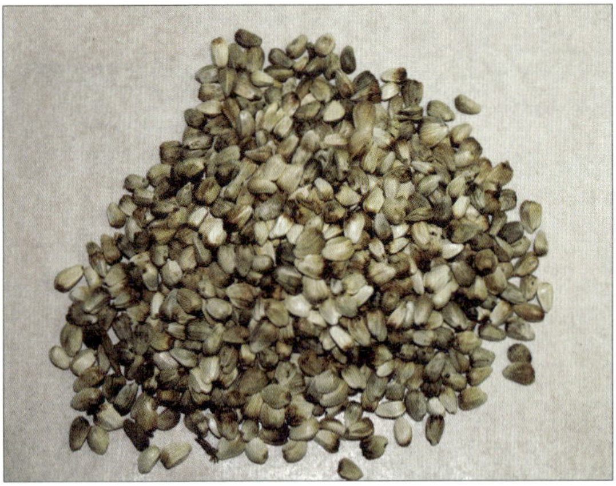
骨が折れた時に良く効く紅花の種

熟地黄《じゅくじおう》（生の地黄を酒とともに何度も蒸した薬材）の場合も同じである。熟地黄は9回蒸さねばならず、木性質の薬材のため鉄のナイフで触れては駄目で、竹で作ったナイフでその皮を剥がなければならない。薬材使用方法も変わっていて、乾いているものを多く使うと寝つきが悪く、蒸したものを使うと良く寝られる。蒸すときは日本酒でゆであげる。乾かして蒸し、また乾かして蒸すことを9回繰り返さなくてはならない。今の時代に誰がこんなに真心をこめてきちんと作れるかという疑問が生じる。

日本酒や地黄にまた人件費を合わせてちゃんとした熟地黄は、1斤600gに4万2千ウォンの単価が出てくる。そしたら1斤6万ウォンであれば利益が残ると考えて、ここに流通マージンを合わせると約10万ウォンになる。600gを10万ウォンで販売すれば韓国では誰も買いに行かない。なぜなら現在の熟地黄600gは市中で2万ウォン程度で購入できるからだ。このように流通される韓薬材が、果たしてちゃんとした薬効を出せるか？　実に残念な現状である。

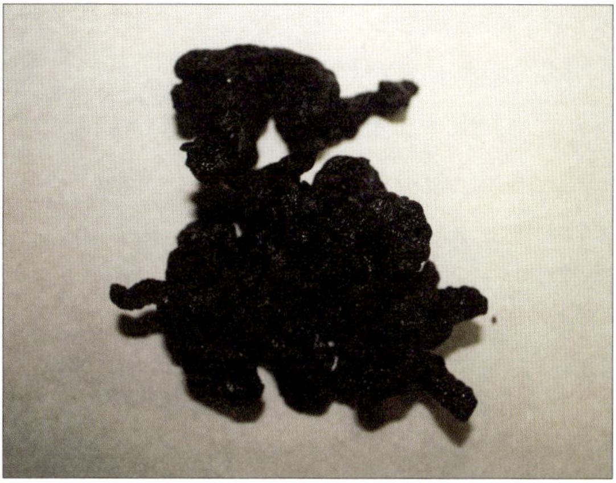
9回蒸して乾かす熟地黄

韓国には、薬の成分の強い薬草が全国に多く散在している。許《ホ》浚《ジュン》は、家の周辺の山や野原で育つ薬草を使って病気を治癒できると言った。許浚は貧しくて哀れな民衆のことも考えて、単方という処方を各段落の後に必ず記載した。単方とは周囲の山川で簡単に手に入る薬材1種類のみを利用して薬として飲めるようにしたものである。それを丸薬にしたり、粉末にしたり、煎じたりして飲むようにした。実は瓊玉膏《けいぎょくこう》のように有名かつ貴重な薬は作り方がむずかしいだけでなく、価格も高くて庶民は服用できなかった。それでこのような単方で作った養生薬を、庶民も服用できるような処方として考案したのである。この単方さえ分かれば庶民も一つの薬草だけで薬効を得ることができ、この医師の心を感謝の気持ちをもって受け取ったのではないだろうか。許浚の庶民を思う心を、私たちはこの単方で感動的に確認することができた。

許浚は養生の生薬として、黄精《おうせい》，石菖蒲《せきしょうぶ》，甘菊花《かんきくか》，生地黄《しょうじおう》，オケラの根などに言及した。黄精は一種のアマドコロの根で、このアマドコロを長く食べると体が軽くなると言う。現代でも市場に出ているアマドコロ茶をよく飲んでいるが、許浚は根を強い火で沸騰させ、苦味を除いて9回蒸してまた乾かして飲んだり、粉末にして水に溶かして飲んだりするように指示した。黄精がかなり薬効をもっていたので黄金色の精と呼ばれたのではないか？

韓国は昔から秦の始皇帝が不老草を探しに来るほどに薬性の優れた薬草が多い国として知られている。東医宝鑑の湯液編に登場する薬材の数は1393種。この中で640種類は韓国で育つ郷薬である。そのまま通り過ぎてしまう名もない草が、珍奇な薬草であるとは……いまさらながら我が山河に対する畏敬の念が生まれてくる。

薬草が多いと有名な慶尙南道山清の王山を、薬草研究家ソン・ヨンウン先生と一緒に登った。山清は智異山に近い地域にあり、王山で名医柳義泰先生が薬草を掘ったと言われている。王山と言う名前は荒々しく石を積みあげた仇衡王《きゅうこうおう》陵（金官伽耶10代の王）から由来した。薬草の専門家ソン・ヨンウンさんは東医宝鑑をはじめ、『本草綱目』など東洋医学の古書を通して韓国で育つ薬草について説明をしてくれた。私たちは周辺のどの山に行っても、親しみのある名前の薬草にすぐ出会える。ソン・ヨンウン薬草研究家はみごとに薬性の優れた薬草を見つけだした。

わずか30分ほど山を登ったが、その間10余種類の立派な薬草を探して制作陣に見せてくれた。登って行くときに根の長い薬草を掘って、水虫に特効の白鮮皮《はくせんぴ》だと言った。白鮮皮は白鮮の根の皮で、東医宝鑑によると性質が冷たく、苦味があって黄疸や皮膚病に使うと書かれている。水虫にも良く、また山参よりさらに良いという鳳凰参と言われると、さらに貴重に思えた。制作陣と同行していた運転手さんがすぐもらって自分で用意してきたビニール袋に入れた。

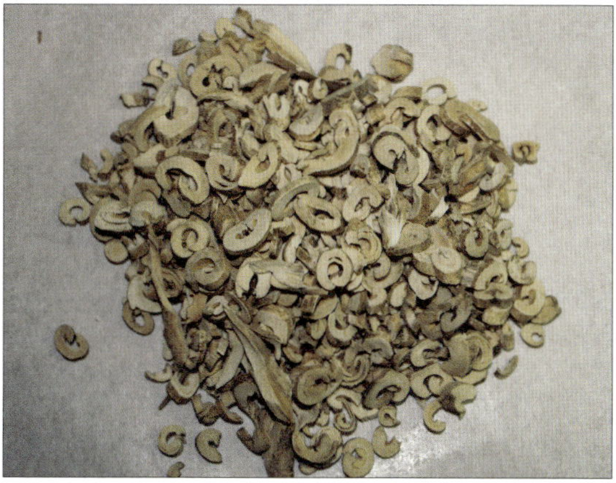

水虫に特効のある白鮮皮

王山をもう少し登ってみた。王山は傾斜があまり激しくなく、誰でも軽く登ることができる山であった。最近は山清郡において薬草栽培を郡の特化事業として育てているが、この王山を中心に許浚と許浚の師匠として小説の中に登場する柳義泰先生の銅像を建てて、博物館と薬草栽培地、健康体験館などを建立し、意欲的に薬草観光ビジネスを広げている。

葉が青いつる草の前でソン・ヨンウン薬草研究家は足を止めた。1年に木の芽が1枚ずつ上がって行くというサルトリイバラ（猿捕茨）であった。木の芽が10節を超えていることを考えると10年以上育ったサルトリイバラだった。木が多年生であることは分かっているが、薬草が10年以上育つということを聞いてその生命力に驚いた。薬草に薬性がある理由は、あらゆる風霜を勝ち抜いて生きていくため自分で生存するための樹液を作っている

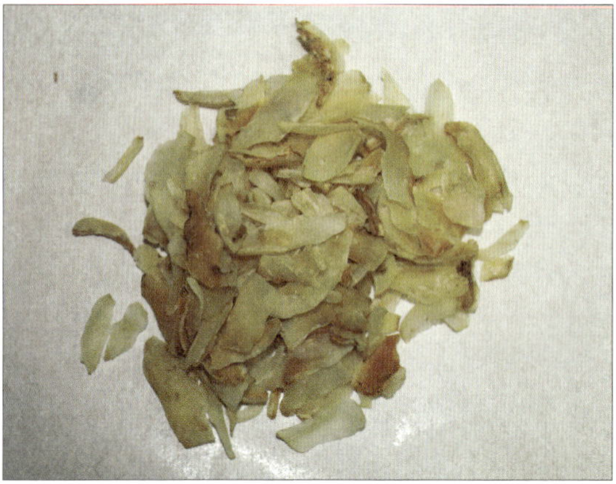

滋養強壮材として使われるユリ球根

からで、その薬草だけの独特な成分が生成されるためである。ソン・ヨンウン薬草研究家は力いっぱいつる草をつかみ引っ張ったが、根が深く入っていてなかなか掘れなかった。

日照りが続いているせいか、根が少し小さくなったユリ球根も掘った。ユリの種類はふつう大きい球根の上に細い根があって、その下にまた球根が生成され繁殖していく。球根はまるで丸い玉ねぎのような形をしていて細い根だけでも生き残り、鱗芽が落ちていてもその場で1株ずつ育つ生命力の強い薬草である。滋養強壮材として、たき火であぶってそのまま食べることもある。

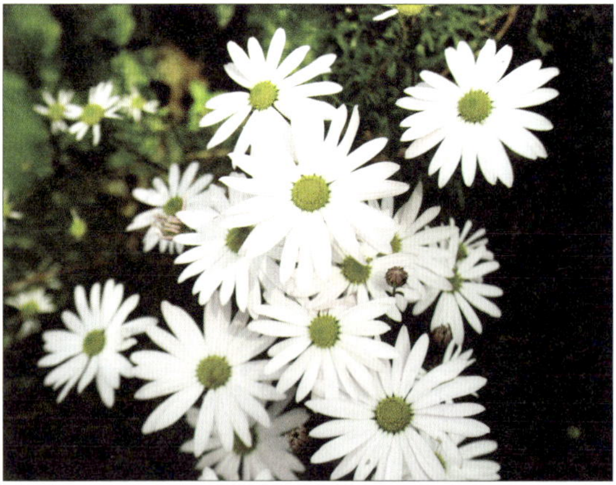

女性の冷え性に効き目がある九節草

その隣を見ると九節草（和名；岩菊）もあった。九節草は種類がとても多様で韓国には36種類もある。秋になると白い花房が菊の花のように咲くので、一般に野菊とも言う。その花を摘んでお茶にして飲むと女性にとても良いらしい。身体が冷たくて、手足に冷え性のある女性には効果も早く、遅くても1週間以内に身体を温める薬草として知られている。

生姜の味がするからということで生姜木（和名；檀香梅）という名前がついたものも見せてもらった。生姜木は山茱萸《さんしゅゆ》と似ていて2月中旬から3月初旬に黄色い花が咲く。この花をいく房か摘んで沸騰したお湯に入れてお茶にすると、とても良い香りと味で楽しめる。また夏になると、葉が鮮やかになり厚くなるが、厚くなる前に摘んで漬物にして器に入れておいて、打撲傷や瘀血をほぐすために服用すると良い。

ソン・ヨンウン解説者に、なぜ最近、韓薬の効果が下がって、薬草を使うことに特別な意味がないという意見が出ているかについて見解を聞いた。ソン・ヨンウン解説者もやはり、最近、薬草を大量販売する風潮をとても残念に思っていた。

薬草というものは言葉どおり、山であらゆる風霜に耐えて育つもので、それでこそ薬となる。もともと高い地で育つものは高い地で育つように置いてこそ、その薬性が蓄積される。しかし最近の経済性の論理に従うと、高い地で育つものを山裾の畑で大量に栽培し、そうして育った薬草の薬性を以前とまったく同じように期待すること自体が無理であるとのことだ。

東医宝鑑で強調する養生は、病気にかからないことである。病気にかからないように、ふだんから健康な身体を維持できるように体と心を磨いて整えていくことが養生の基本である。そして自分の身体の弱い部分を知り、それを補うことのできる薬草を周囲の山や野に求めて服用することである。

最近の各種栄養剤や保養剤の“洪水”の中で、400年前に賢明な教えをくださった許浚の遺志を、子孫たちが忘れているのではないかと苦々しい念を禁じ得ない。

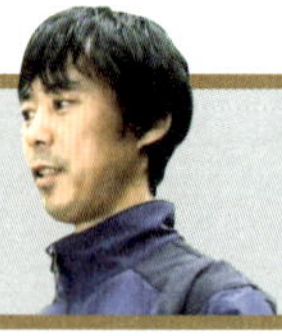

インタビュー

薬草研究家
ソン・ヨンウン

ソン・ヨンウン　白鮮皮には殺菌作用があります。白鮮皮を沸騰させた中に足を浸すと水虫にもある程度の効果があり、そして胃腸に傷が出た時、根の皮の中にある芯を削除した後に乾かしてから粉末にして、焼酎グラスにスプーンで入れ服用すると、胃腸の中の傷を癒やす薬性を発揮します。

PD　東医宝鑑に記録された薬効と言えるでしょうか？
ソン・ヨンウン　はい、そのように説明されていますね。古書でも白鮮皮として知られています。いま民間では人参より良いと思われています。鳳凰参として広報をしているのでさらによく知られています。

PD　そのまま生で食べたりもしますか？
ソン・ヨンウン　はい。しかし香りが良くないので、大抵の人は生ではうまく食べられないと思います。ここにあるこの植物の名前はサルトリイバラです。最近、歯医者に行って歯を治療する人が多いですね。ところが歯に詰めものをするだけでも水銀中毒が懸念されるそうです。水銀中毒や重金属に汚染された時、それを最も早く解毒してくれる薬剤として使われます。これを薬材として使う時の名を古書で調べてみると土《ト》茯《ボン》苓《リョン》と言います。

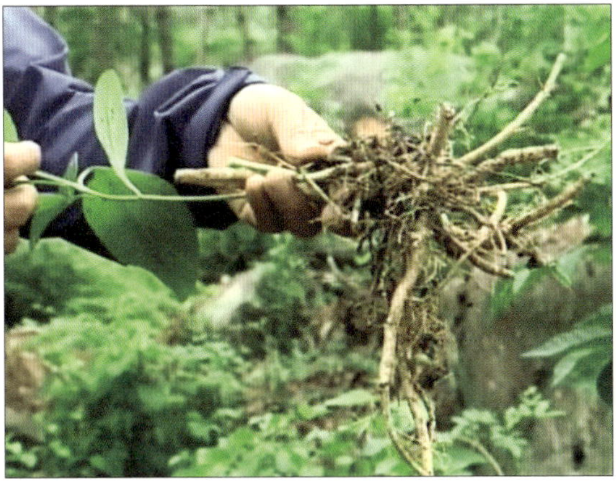

直接採取した白鮮皮（鳳凰参）

PD　何となく山でよく見る植物なのにかなり大きいですね。どのぐらいたったものであると思いますか？

ソン・ヨンウン　大きさは10年ほどたったように見えます。これと一番似ている植物で、こちらを見ますと横にはヤマガシュウがあります。格好はかなり似ています。しかし別の植物です。ヤマガシュウは実が黒く熟し、サルトリイバラは実が赤く熟します。

PD　九節草（和名：岩菊）は陽が強いと見てもよろしいでしょうか？

ソン・ヨンウン　そうです。ふつうお茶を沸かして飲みます。私のような場合は、体に熱が多いのですが、九節草茶を飲んでしまい、夜に体が爆発するかと思うほど熱がすごく上がってきて苦労したことがあります。体に熱が多い人は飲んではいけません。

PD　九節草類は体が冷たい人が飲めばいいのですか？

ソン・ヨンウン　体が冷たい人には助けになる薬材ですね。すべての菊の花の種類やヨモギや益母草《やくもそう》やこのような種類は、通常女性に合う、助けになる薬草ですよ。

PD　東医宝鑑にもそのような一節が出ていますか？
ソン・ヨンウン　はい。

PD　韓国の山に生えているものは薬性が強いと見ることができますか？　ほかの国に比べてどうですか？
ソン・ヨンウン　昔、秦の始皇帝が不老草を求めて使節を三か所に送ったのですが、その三か所の山すべてが韓国の山だったそうです。漢拏山、金剛山、智異山と言われています。その山よりもっと高い山はたくさんありますが、韓国のように気候がユニークなところはありません。三面が海に囲まれており、島ではないが大陸性気流と海洋性気流を一緒に受けており、四季がはっきりしているため日較差《にちかくさ》が激しい。日較差が激しいほど果物の香りが優れるように、薬性も韓国のものが優れていることをその人たちが事前に認めていたものと思います。

PD　主に薬草を採っていると思いますが、韓国に自生する薬草は、いくつ程度ですか？　東医宝鑑にある薬草と比較して、もっと多く発見していますか？
ソン・ヨンウン　薬草の種類というよりは、植物の種類を話すのが正しいと思います。植物の種類は、韓国には約4500種、智異山に自生する植物が1700種くらいになると分かっていますが、自生する植物のうち薬にならない物はほとんどありません。私たちがその薬性を見つけ出していないだけであって、植物はすべて自分だけの薬性を持っていると見ればいいんですよ。

PD　東医宝鑑に出てくる薬草のようなものもたくさん見えますか？

ソン・ヨンウン　東医宝鑑に出てくる薬草は、中国から入ってきた薬材でなければ今でもここでほとんど自生をしています。絶滅の危機にあると言っても、小さな生活範囲にいて、登山道のみを登って、そこで見えなければ絶滅したなどと言いますが、ほとんどはまだ山に残っていると思います。

PD　韓薬材の中で、山にある薬材を利用するのはどの程度ですか？

ソン・ヨンウン　今から約30〜35年前にはほぼ70種以上の自生の薬草をすべて利用し採って使いましたが、栽培能力も乏しく価格競争力が不足して、中国産の輸入薬草と価格の競争で負けてしまったので、我々が中国に基盤をすべて空け渡した状態です。今は韓国の自生の薬草を使うのは10種類以内と思えば良いでしょう。すべてを奪われました。しかし今、北京オリンピックが終わってから中国の生活水準が上がり自分たちも健康に関心をもつことになり、薬材価格が倍以上に上がったことに対して、私たちはすぐ対策を立てなければなりません。そこで中国薬材から、私たちの山で採れるものに再び交替させ、昔に使われた自生の薬草、それ以上に山にあるものを再び持ってくることが一番急務であると思います。

PD　それならば今、薬草をたくさん採ることが重要ですが、人が不足していませんか？

ソン・ヨンウン　薬草を昔のように人々が掘り回るのは人件費もかかりますし、専門家を育てることにも大変苦情が多いんです。それよりも自生の薬草を研究して、私たちの自生種を栽培する方に変えていかなければならないかと思います。

PD　韓国の薬草は先生の話だと、薬効が相当に優れているものとみなします。ところが最近、韓薬の薬性が弱いとの話が聞こえるのはなぜですか？

ソン・ヨンウン　かつて東医宝鑑や『本草綱目』などを見て、こんな時にはどんな煎じ薬を作るか、地黄15gを入れたとか、附子が5g入ったとのように話しますが、それが今となっては同じようにできないのです。その当時は栽培というのがなかったじゃないですか。山の高地にあるものをすぐに持ってきて使用していましたが、今は下の麓で栽培をしているので肥料が要ります。また、山中の高いところは日較差《にちかんさ》が大きく、冬になると薬性を蓄積し、夏になると成長する、こんな段階を繰り返しますが、麓で栽培すると急に大きくなるので、同じ容量を量って使用しても同様の薬性は出ません。2倍、3倍の薬を入れなければ効果が出てこないのです。

生薬はまったく同じですが、低い地域で成長するものは低いところで成長し、高い地域で成長するものは高いところで成長しなければその薬性が十分に発揮できないのです。高いところの物が下に降りてくれば、ハウスの中の温室で成長した物のように急速にサイズだけが育つため、同じ薬草と見るのは困難です。私たちがいる王山の麓、ここは山との標高差は300mしかなく、智異山の頂上と比べ温度差が8℃くらいあります。基本的に山を100mほど登ると温度は0.5℃下がります。地球の温度が昨年と今年で2℃差が出ただけでも、非常に大きな異常が生じたと思いませんか？　いわんやこの場所と智異山の頂上はふだんでも8℃の差があります。大きな差異があるのです。そこにある物とここの物では、薬性があまりにも大きく差が出るということです。

果物で寒い地方で育ったものは、リンゴでも本当にもっと甘くて蜂蜜リンゴであるという話をします。寒い晩秋に日較差があまりにも出るので、凍って腐らないために糖分を高めようとして起こる現象です。梅の実などを利用してエキスを作る時に腐らないようにするため、砂糖を多く入れる原理と同じです。果物同様、薬草もまったく同じでしょう。自分が生き残るために、そこで必要な糖分を蓄積させるのです。腐らず耐えるために自分の成分を蓄積します。高地とここにあるものでは、そのように薬性が異なります。また肥料がたくさん入ったものと、肥料を入れなかったものも異なります。

PD　今後需要が多くなったときは、どうすればいいんですか？

ソン・ヨンウン　栽培をするようになったとしても白鮮のように低い地域で育つものは低いところで栽培をし、栽培地が高いところで薬性が発揮できるものは高い地域にお住まいの方々が栽培をする。このように分類しきちんと差別化をしなければ、しっかりとした薬性が出ないと思います。高いところで育つ薬草なのに早く大きくなるのでお金になると考え、低い地域で栽培しては薬性が正しく出ません。

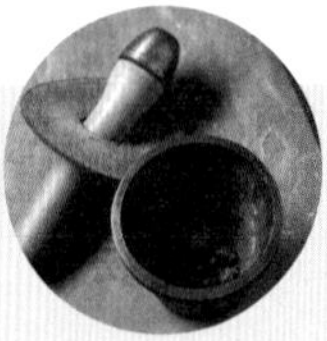

健康を守る養生習慣

がんをはじめとして高血圧、糖尿病などの成人病の原因は、平素の間違った生活習慣から始まる場合が多い。このような成人病や難治病が生活習慣病と呼ばれることだけ見てもよく分かることだ。許《ホ》浚《ジュン》は、東医宝鑑で養生、すなわち病気になる前に健康を維持することを引き続き強調した。現代の多くの医師も、事前に病気を予防して健康を維持することが一番良い治療だと強調している。

東医宝鑑では、人の寿命は親から譲り受けた天命と摂生の差異で決定するという。また、のんびりと心に余裕を持って、むやみに精を浪費しないよう教えている。健康的な生活を送るためには、肉体的な側面と精神的な側面の二つが重要であるという事実を知っていたのだ。

東医宝鑑によると、養生の原理は国を治める道理と同じで、君主が民を愛するように身体の気を大切にして体調をよく保ち、季節に合わせて体を養生しながら、欲と雑念を取り除いてこそ健康に暮らすことができるという。

むずかしく聞こえても、しかし実際にちょっとした習慣さえ直せば誰でも実践できる方法、すなわちそれが養生法である。私たちが実生活で実践できる健康な養生習慣について調べてみよう。

季節に順応して暮らす

最近は少しでも暑く感じると体を冷やし、少しでも寒く感じると体を暖めることを当たり前に思っている。だから夏には冷房病にかかったり、冬の少し冷たい風に当たっただけで、以前よりも簡単に風邪をひいたりしてしまう。しかし人も自然の一部であるため、季節の循環に応じて自然に順応しなければならない。それが天地の調和に従う体に最も自然な現象だからである。東医宝鑑の内景編に紹介された、季節に合わせて体を養生する方法を調べてみた。

- 春には遅く寝て早く起きる。
- 夏と秋には夜が更けたら寝て早く起きる。
- 冬には早く寝て遅く起きる。
- 冬には頭を冷やして、春と秋には、頭と足をすべて冷やす。
- 春と夏には、東に向かって横になり、秋と冬には、西に向かって横になる。
- 夏は養生に一層気を使わなければならない。氷水や冷やした果物を控えて、熱い食べ物を食べてお腹を温める。

欲と雑念をなくせ

現代の疾病の最大の原因はまさにストレスだ。ストレスが多いと高血圧と心筋梗塞はもちろん、がんまで誘発してしまう。許浚は病気を治療するのに先立って、まずその心を治めなければならないと強調し、心の中にある心配や雑念、不平などをすべて無くして、心を平和にすると病気は自然に治るとまで言った。そして、最近の医師は人の病気だけを治療して、心を治める方法を知らないと残念がった。彼のそんな心配は、今の私たちにとって噛みしめて聞くに値する。

- 心配が行き過ぎれば病気になる。喜び，怒り，心配，考えすぎ，悲しみ，驚き，恐怖。この七情をよく治めなければならない。
- 喜びは心臓と関連している。心臓の精気が充実したら笑えて、精気が虚弱だと悲しむ。急激に喜ぶと陽の精気が損傷する。
- 怒りは肝臓と関連している。あまりにも腹を立てると陰の精気が損なわれ、気の循環が切れ、血が上焦にどっと集まって気絶するようになる。七情はすべて人を傷つけるが、怒りはその中でも一番その程度がひどい。
- 心配は肺と関連している。心配が深くなれば気が胸に詰まって循環しなくなる。こうなると気と脈が切れて、大小便が出る道まで詰まってしまう。

按摩導引法

按摩導引法は、東医宝鑑に出てくる気を鍛える方法である。東医宝鑑では、気は人体を支える一種のエネルギーなので、この気を鍛えることで身体が健康になるという。 按摩導引法では、唾を作って飲み込む過程が非常に重要である。このような按摩導引法を継続修行すると、病魔が近づけず、夢見も良くて、寒さにも負けず暑さにも強くなるという。

- 拳を握って座った状態で目を閉じ、心を静かにして精神を集中する。歯を36回打ちつけて、両手を首筋の後ろで交差させたあと人差し指と中指で後頭部を24回叩きつける。肩の力を抜いたあとに頭を左右に回して、口の中に唾を集めたあと唾で36回口をすすいでから唾が口いっぱいになったら、それを3回に分けて飲み込む。続いて息を吸い込んだあと止めた状態で両手をこすり、熱くしたあと息を吐きながら両手で腰をこすり温かくする。そして臍の下に火の精気があると思って両肩を左右に振り、火の精気を脊椎に沿って回し、脳まで入れて手足をまっすぐ伸ばす。その次に両手の指を組み合わせて虚空を支えるように伸ばし、続いて両手を下げてつま先に触れることを何回か繰り返す。口には唾が溜まることを待って、数回に分けて飲む。このように3回繰り返すと、唾液を9回飲み込むことになる。そうしてから肩と胴体をひねって火の精気を起こして全身を温める。

健康的な食習慣をつくる

東医宝鑑で寿命を決定する要因に摂生を挙げるほど、食べることは健康な生活のために重要な要素である。現代社会では過去に比べ食べる量がかなり多く、体を動かさないため生じる疾病が多い。特に各種化学食品と調味料に慣らされた味覚を直すことが重要である。

- 塩分の摂取量を減らす。塩分は高血圧や各種心臓病を引き起こす可能性がある。
- 野菜や果物をたくさん食べる。野菜と果物の食物繊維が発がん物質を体の外に排出させる。
- 水分を十分に摂取する。水分が不足すると、血が濁って老廃物を排出するのがむずかしくなる。

- 酒，タバコを避けて、刺激性食品を控える。酒，タバコと刺激性食品は胃潰瘍を誘発する。
- 規則正しい食生活を身につける。不規則に食事を摂ると消化器官に負担をかけることとなり、あとでまとめて食べるなど過食しやすくなり、肝臓にも良くない。
- 過食をしない。満腹感がくる直前に食事を終えるのが望ましい。過食をすると胃はもちろん、心臓と肝臓にも負担がかかり、食べ過ぎからくる体重増加は、心臓病，高血圧，糖尿病など万病の根源となる。
- 加工食品や外食を控える。加工食品には体に良くない化学添加物が含まれており、何よりも塩分の濃度が高くなってだんだん塩辛く食べる習慣がつく可能性が高くなる。外食も主に高カロリーと塩分過多の食事をしやすいため控えたほうが良い。
- 酒とタバコの害はいくら強調しても足りない。特に酒を飲むと脂っこいおつまみをよく好むようになり、タバコを吸うと肺と肝臓で負担がかかり、血を濁らせることとなる。

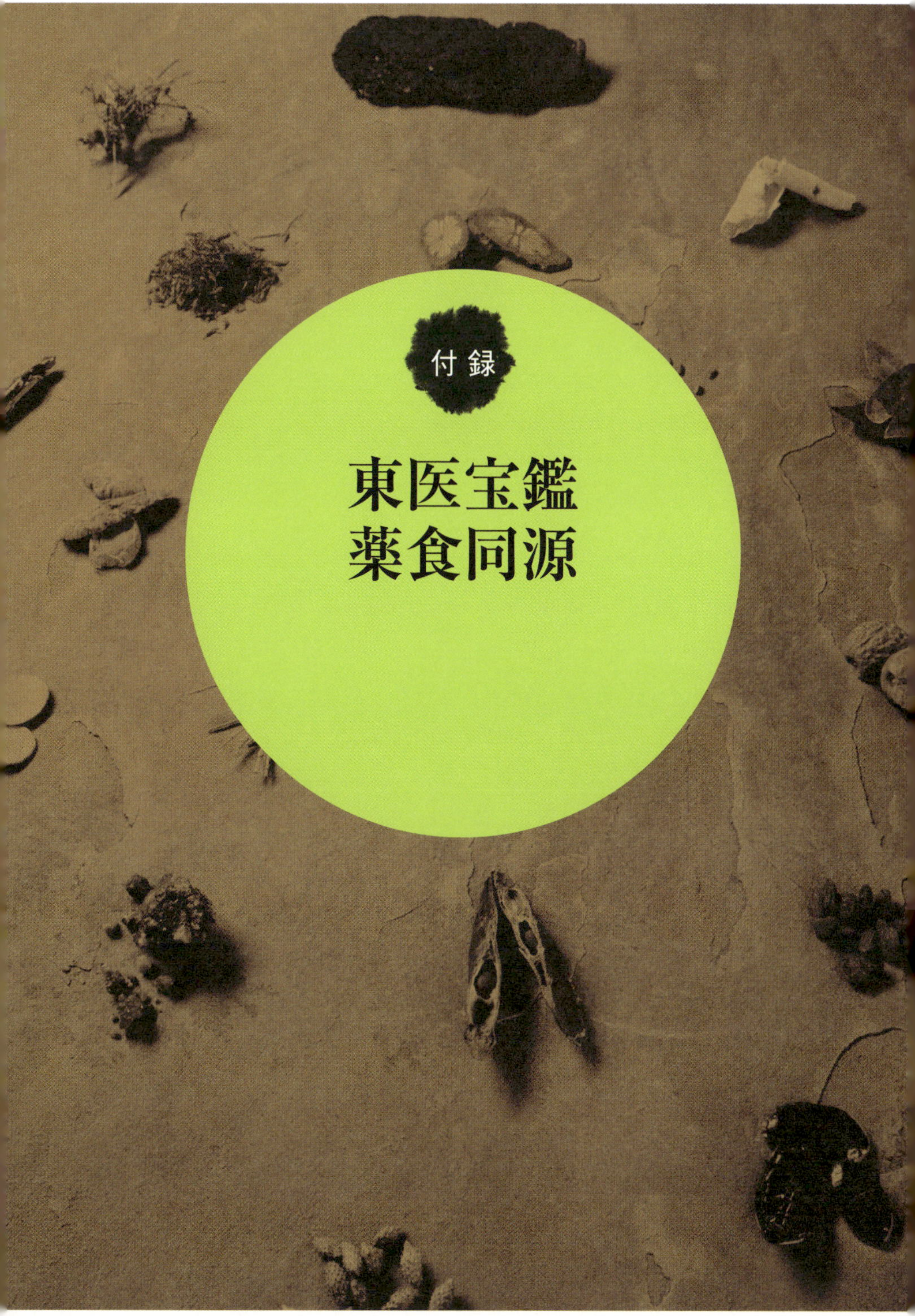

付録

東医宝鑑
薬食同源

付録

東医宝鑑　薬食同源

東医宝鑑は薬食同源、すなわち食べ物と薬は同じ源に由来するという内容を格別に強調している。そのためか「6時、我が故郷」（韓国のテレビ番組の名前）のようなプログラムを見ると、そこに出演した農漁民たちが自分たちが育てたり捕ったりした地域の特産品は身体に良くて、甚だしきに至ってはどの疾患に効果があると宣伝をする。事実上、よく食べてよく消化させればそれより良い補薬は無いだろう。

東医宝鑑に紹介された材料を利用して、身体に薬となる食べ物を再現してみた。

薯蕷《ソヨ》（山芋）香餅《ヒャンビョン》

薯蕷香餅は薯蕷（山芋）を蒸して蜂蜜に浸けてから、もち米の粉をまぶして油で焼く。最後に松の実の粉をくっつけて食べる餅である。薯蕷は山のうなぎと呼ばれるほど良い自然強壮食品である。消化を助け便秘や下痢にも良い食品で、インシュリン分泌を促進して糖尿にも良いと言われ、糖尿病患者がよく探す薬材である。最近は山芋の食べ方が分からなくて食べられない場合もあるが、簡単に餅にして食べると作りやすく食べやすいのでうまく摂取できるのである。

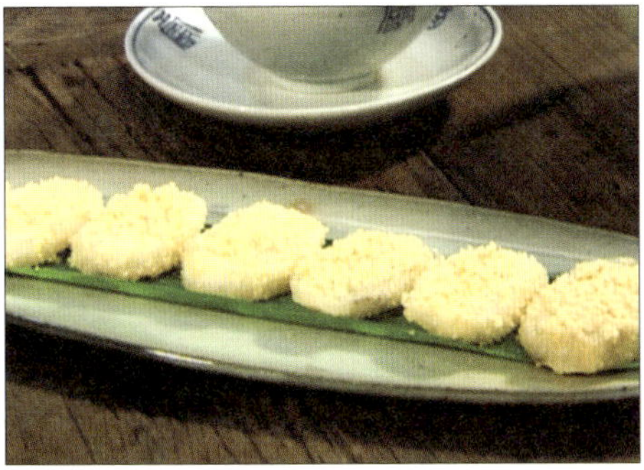
山芋を使って手軽に作る薯蕷香餅

・材料

もち米の粉200g、山芋500g、蜂蜜1カップ、油1/2カップ、松の実の粉適量、うるち米の粉300g、水大匙3杯、カボチャを煮てすりつぶしたもの適量

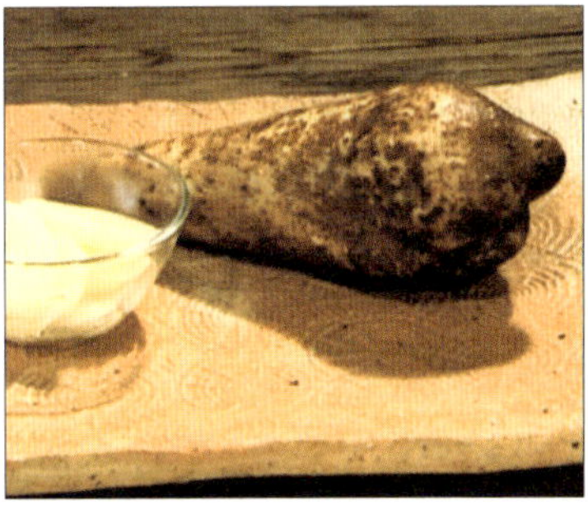
薯蕷香餅の材料となる山芋

1. 山芋はきれいに洗って皮をむき、1cmの厚さで切る。それを5分間蒸してから蜂蜜に浸けておく。水分がある程度抜けたら水気を切って、もち米の粉をまぶしておく。
2. カボチャを煮てすりつぶしたものをうるち米の粉に適切な色になるまで混ぜた後、薄く伸ばして小さい花柄のカッターを使って切り、花の形に作っておく。
3. フライパンに十分な油を引いて、熱くなったらもち米をまぶした山芋をのせて、その上に作っておいた花の形のつけあわせを添えて、もち米の粉がこんがりするまで焼く。
4. 油を抜き、冷ましてから松の実の粉をあしらう。

山芋粥《サンウチュク》

食事を満足に食べることのできない高齢者や子供、病人は元気を出させるため昔からお粥をよく食べてきた。お粥は消化しやすく体力を養う食べ物で、現代人たちも忙しい朝の時間に好んで食べる。実はお粥は韓国の固有の食品で、小豆のお粥、カボチャのお粥、野菜のお粥、朝鮮松の実のお粥、アワビのお粥など種類も非常に多様である。山芋粥は心臓を助ける役割をする。また糖尿病患者のためにも良い食品として知られている。

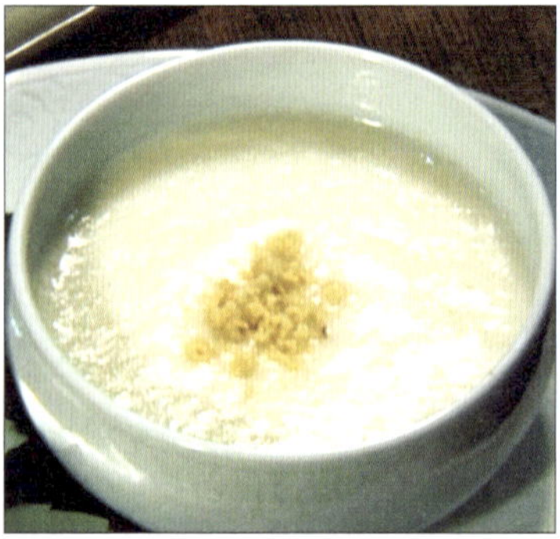

元気を回復するのに良い山芋粥

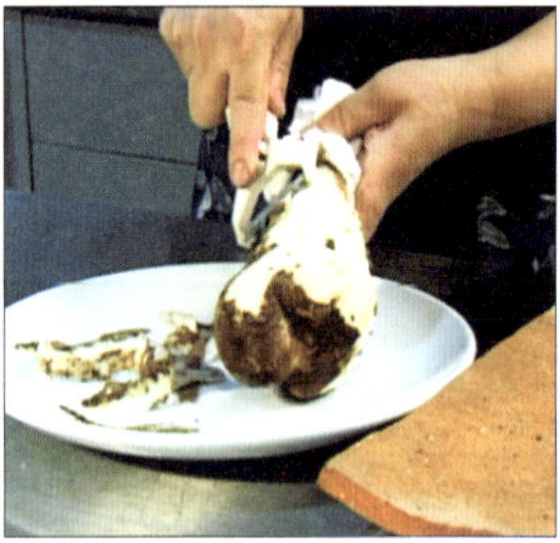

山芋はきれいに洗って皮をむく

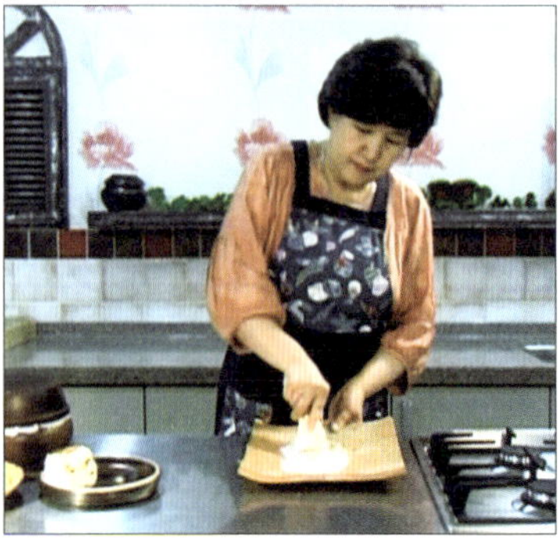

皮をむいた山芋をきめ細かく下ろす

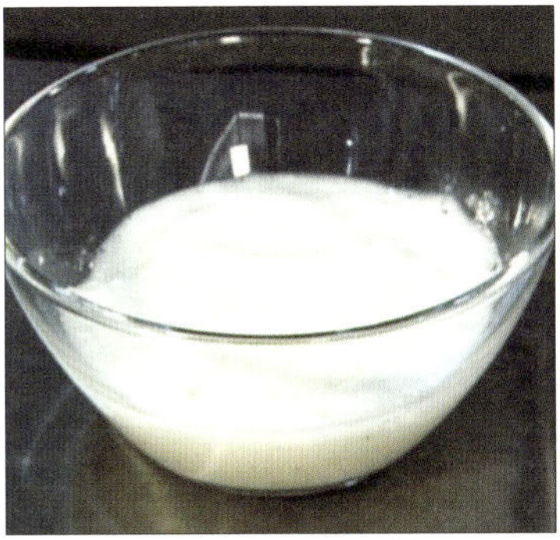

きれいに下ろした山芋

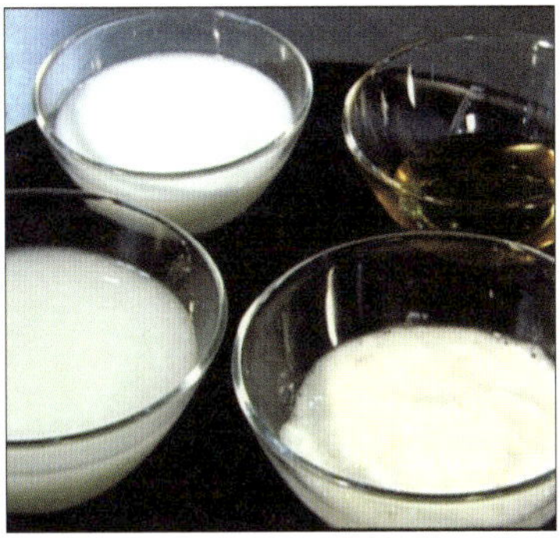

山芋を下ろして蜂蜜とミルク、米粥を用意する

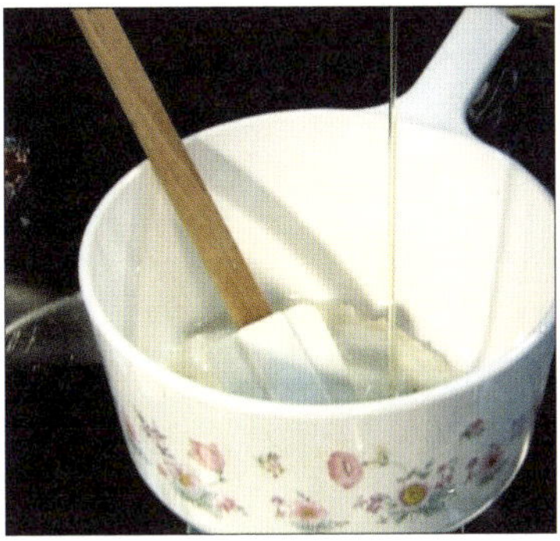

山芋を弱火で沸かしながら、適量の蜂蜜を入れる

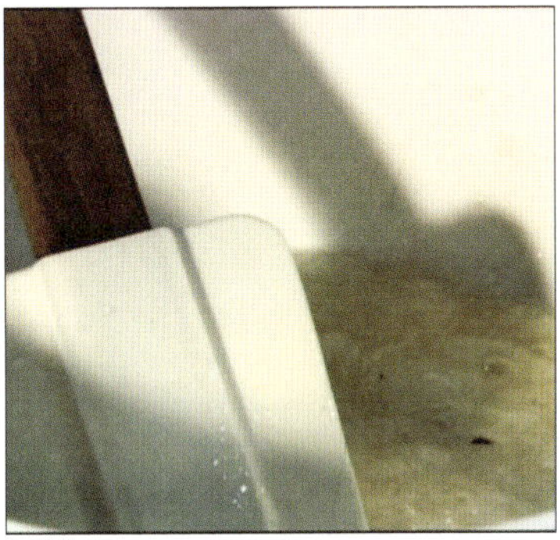

山芋が少し黄色くなり火が通ったら、適量のミルクと時によっては米粥を入れて混ぜる

・材料：山芋、蜂蜜、適量のミルク

1. 下ろした山芋に蜂蜜を混ぜて弱火で沸かしながらかき混ぜる。
2. 山芋の色が少し黄ばんでくると山芋がほぼ煮上がったと見て良い。
3. 山芋が煮上がったらミルクを入れてお粥のようにどろりとさせる。

東医宝鑑の雑病編にも山芋粥の作り方が詳細に記録されている。山芋粥は十分に肺を元気にして精気を高めてくれる。皮をむいた生の山芋をきれいな石や瓦でついて、お粥のようにしたもの2合（約360cc）に蜂蜜を大匙2杯、ミルク小皿1杯を混ぜて弱火で煮込み、じっくり煮上がったら白米粥を一鉢入れてよく混ぜて食べると良い。山芋が完全に煮あがってないと喉を刺激してひりひりする。

東医宝鑑に記録されている山芋の効能

薯《ソ》蕷《ヨ》は山芋、玉延、山薬とも言う。ある王様の名前と発音*が同じだったため、これを避け山薬と言っていた。根を掘って乾かし薬として使う。薯蕷は虚労でやつれた者を元気づけ、五臓を充実させ気力を上げ、身体に肉をつけ筋肉や骨を強くする。心竅、すなわち心臓の血液の循環を良くし、精神を安定させ意志を強くする（湯液編草部）。

* 注…宋時代の曙、唐時代の豫の王様の名を続けて読むと中国語では薯蕷と同じ発音になる。

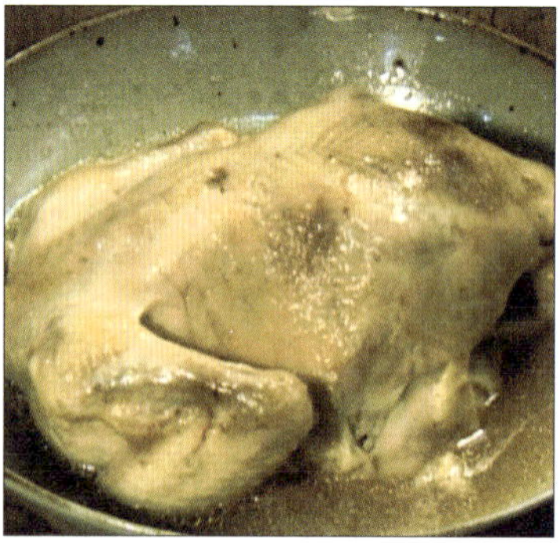
北朝鮮で好んで食べる代表的な夏バテ予防食、七香鶏

七香《チルヒャン》鶏《ゲ》

夏季に韓国でよく食べる保養料理の中で最も大衆的な料理と言えば、参鶏湯ではないかと思う。参鶏湯は地鶏にもち米、にんにく、人参（生の朝鮮人参）、ナツメなどを入れて煮出す汁料理で、夏季に食欲が落ちて慢性疲労を感じる

などいわゆる夏バテした病症が出たり、汗をたくさん流して精気が落ちて食欲を失ったりした時に食べると、保身効果が非常に高い韓国の伝統料理である。

このような料理を暑い夏に、あえて汗を流しながら食べようとする理由は何だろうか？

夏季には外の上昇した気温のせいで体温が一緒に上がることを防止するために、肌の近くには他の季節よりも20～30％多い血液が集まるようになる。そのため相対的に体内の胃腸や筋肉での血液循環はうまくいかなくなる。そして体温が皮膚の近くに集中するため、相対的に体内の温度が低下してしまう。これにより、以熱治熱（熱を以て熱を治める）という言葉が出てくる。これは夏季に暑いからといって冷たい食べ物ばかり食べると、返って胃腸や肝臓を損傷させやすいので、むしろ熱い食べ物で胃腸と肝臓を保護すべきであるとのことだ。

鶏肉は高タンパク質食品で味と栄養が豊富で、体内の不足している陽気を鼓舞してくれる健康食品である。七香鶏は北朝鮮で主に食べる料理で、人参の代わりに桔梗が入る。1809年に発刊された『閨閤叢書』という本には、太った雌鶏のお腹の中を磨いて桔梗、生姜、ねぎ、サンショウ、醤油、酢、油の七味を入れて煮つめた七香鶏が紹介されている。平壌で主に食べるという七香鶏は、7種類の味と香りが生きている料理という意味で、材料の相性が良くお互いを引き立てる効果を出し合い、保養効果が卓越していると言われている。

・材料：蒸し鶏用の鶏、醤油のソース210cc，じゃが芋250g，人参（朝鮮人参ではなくふつうの人参）80g，玉ねぎ60g，

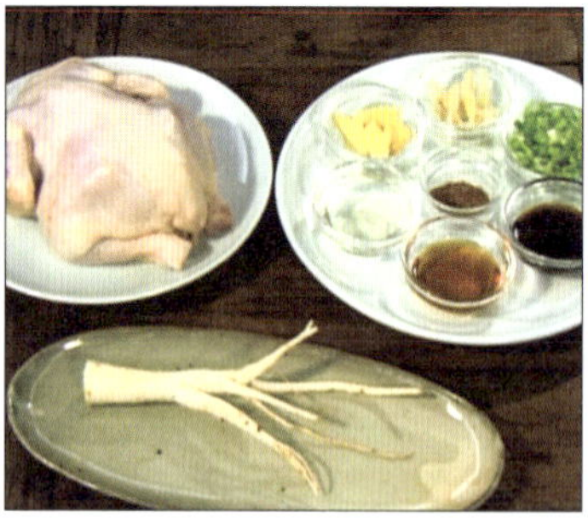

七香鶏に入る材料

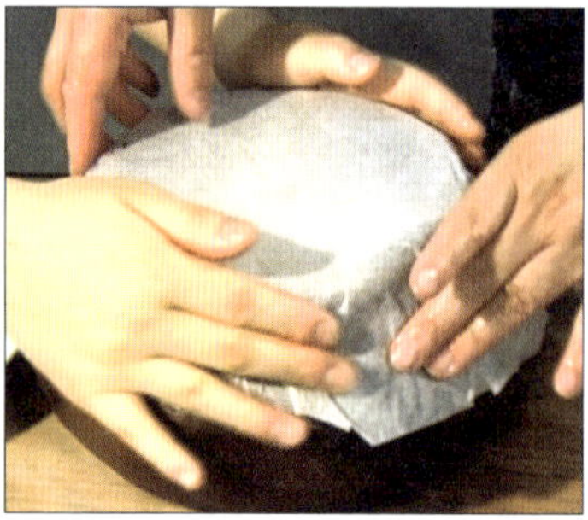

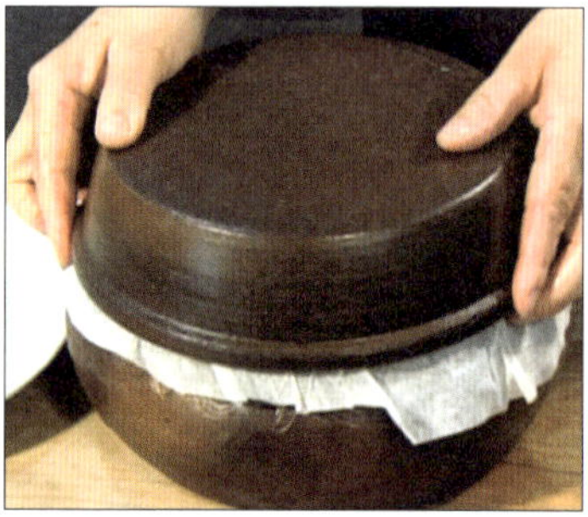

七香鶏は鶏と他の材料を壺に入れ、韓紙で蓋をし大きい鍋で湯煎する

セリ70g，桔梗70g，長ネギ60g，春雨（韓国春雨はさつま芋から作られる）250g，青陽の乾唐辛子8～10個，水550cc

1．春雨は水に入れてふやかす。
2．じゃが芋と人参、玉ねぎは適当な大きさに刻む。
3．セリ，桔梗，長ネギはきれいにして5cmの長さで切る。
4．青陽の唐辛子は斜めに刻み種を除去しておく。
5．沸騰したお湯に鶏肉を入れて中火で約2～3分間茹でる。
6．茹でた鶏に醤油ソース210cc、青陽の乾唐辛子を8～10個入れて、タレの味が均等になじむように中火で2～3分程度煮つめる。

7．醤油で煮つめた鶏に550ccの水とじゃが芋、人参を先に入れて蓋をして中火で9分ほど煮る。

8．残りの野菜をすべて入れて沸かしながら、ふやかした春雨を入れて煮上げる。

9．野菜の青臭さがなくなったら、容器に盛り付けしてゴマを振りかける。

東医宝鑑に記録された鶏の効能

鶏肉は若干の毒があるが、虚弱な者を養生するのに良いため、食事療法に多く使われる。しかし風がある人と、骨に熱がある人は適していない（湯液編禽部）。また、白い雄鶏は消渇（糖尿病）を治療し、尿を良く出るようにする。黒い色の鶏は特別に、いくつかの治療効果があると言われていて、虚弱な体を養生してくれるだけでなく、頻尿であったり血尿であったりなど泌尿生殖器に関連する症状に特に効果がある。黒い鶏が泌尿生殖器に良いと思う理由は、黒色は水、つまり腎臓に属するからである。黄色の雌鶏は性質がおとなしく味が甘い。五臓と骨髄を養生して、精髄と陽気を助け、小腸を温める。特に毛と足の色すべてが黄色の鶏が良い。

現代の栄養学的側面で見ると、鶏肉は鶏100gあたりタンパク質19.8g，脂肪14.1g，灰分0.6g，鉄1.2mg，ビタミンA 140 IU*などで構成されている高タンパク質食品である。また鶏肉は牛肉よりも多くのアミノ酸を含有している。

* 注：IUはビタミンの国際単位

歸桂漿《クィゲジャン》

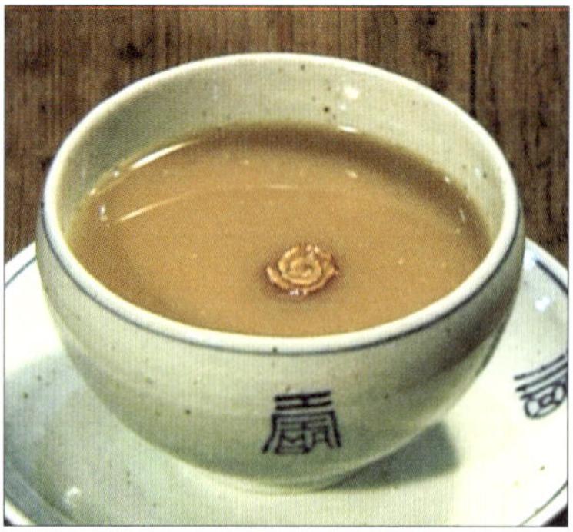
朝鮮時代の士大夫たちがよく飲んだ歸桂漿

朝鮮時代末期の社会像を描いたキム・タクファンの小説「烈女門の秘密」を見ると、士大夫と夫人が好んで飲んでいた歸桂漿が 登場する。 歸桂漿は当帰が主材料だが、この当帰を温かい水で絞り出して飲むと、甘さがほのかにお茶から染み出てくる。

東医宝鑑によると当帰は山野で育ち、栽培したりもする。特に婦人の血餅にいいもので、虚労（心身の疲労）を良くして悪い血をなくし、新しい血が生成されるようにする。私たちの先祖は、夏季にお客を迎える時、暑さを追いながら五臓を養生するために当帰を用いた歸桂漿をよく飲んだ。

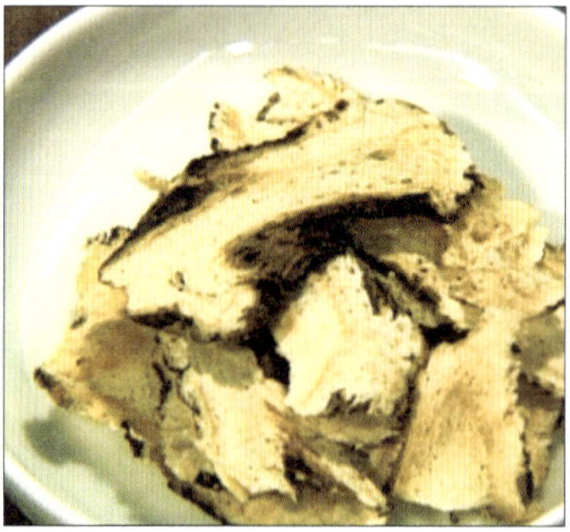
歸桂漿の材料である当帰

・材料：水20鉢、当帰2斤、鹿角膠（鹿の角）1斤、乾薑・佳心　各2両*、蜂蜜2升

* 注…1両は1斤の1/16

1. きれいな水20鉢に当帰2斤を入れて煎じ4鉢を作る。
2. 当帰を取り出して鹿角膠（鹿の角）1斤を入れ、混ぜた後に出す。

3. 乾薑（生姜の根を干したもの）・佳心（シナモンの皮）の各2両を良い蜂蜜2升と一様に混ぜ、冷めたら白い壺に入れる。
4. 紙4枚、布地3枚を重ね置いて壺の上に蓋をして、夏には涼しいところに、冬には暖かいところに保管して空腹時に半杯ずつ食べる。

生《セン》脈《メ》飲《グム》

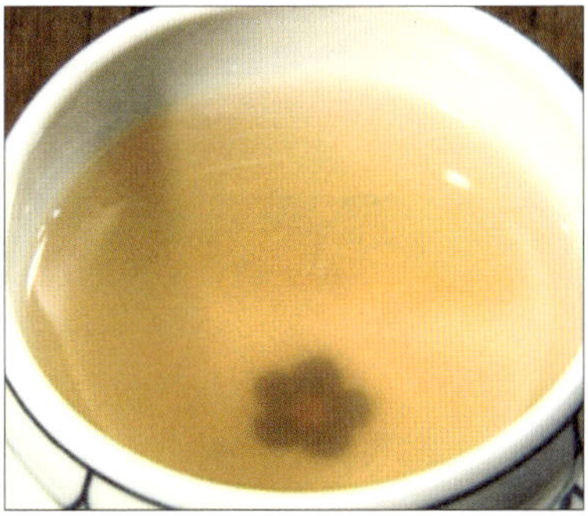
夏季の津液損傷を防いでくれる生脈飲

生脈飲は夏季に水の代わりに飲むと暑さによる体液の損傷を防ぎ、元気を補充することができる非常に良い飲み物である。麦門冬がその主材料である。麦門冬は根を薬として使うもので、珠をつないだような形に似ている。その形が麦のように見えるので麦門冬と名づけられた。麦門冬は心臓を養生して肺をすっきりとし、精神を落ち着かせて脈の精気を安定させる薬材である。虚労で熱が出て唇が乾燥して喉が渇くときや、熱毒で体が黒く目が黄色くなるときに治療する薬材である。この麦門冬を利用して夏場の飲み物を作るので、心を落ち着かせ喉の渇きを解消するのに十分である。完成された麦門冬の飲み物には西瓜汁や梨汁を混ぜて涼しくして飲む。また生脈飲を作った朝鮮人参と麦門冬を蜂蜜で煮つめて添える。

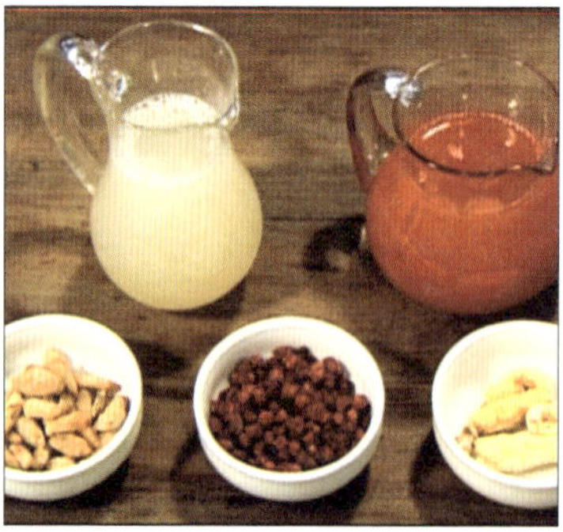

生脈飲の材料:梨汁、西瓜汁、麦門冬、五味子、朝鮮人参

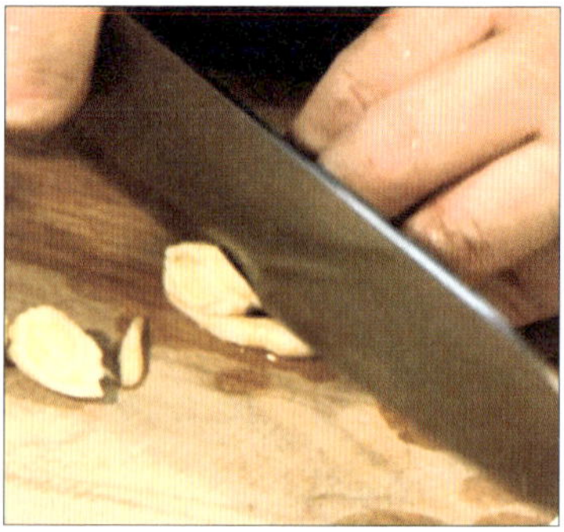

乾燥させた朝鮮人参と麦門冬を刻む

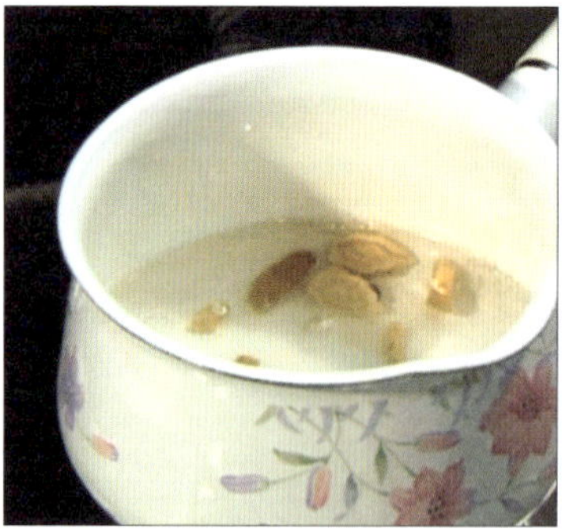

朝鮮人参と麦門冬を沸かして煮つめる

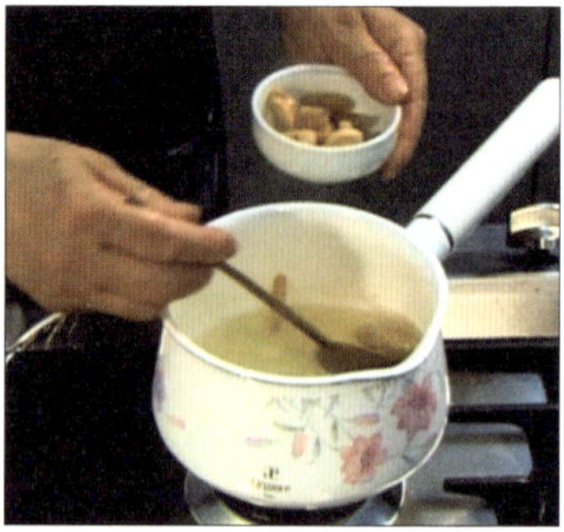

沸騰したら朝鮮人参と麦門冬を取り出す

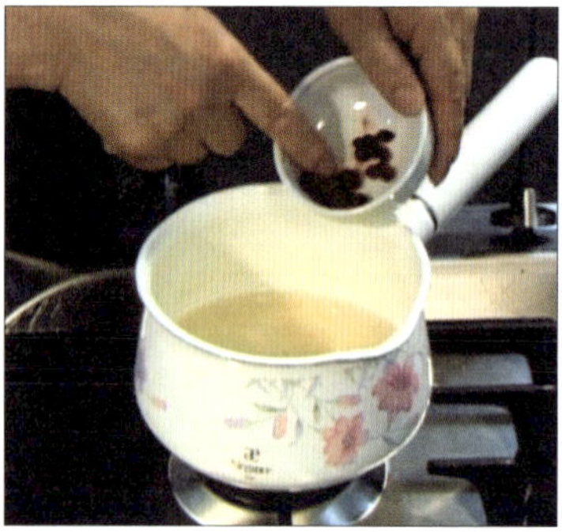

火を消し五味子を入れた後に絞りだす

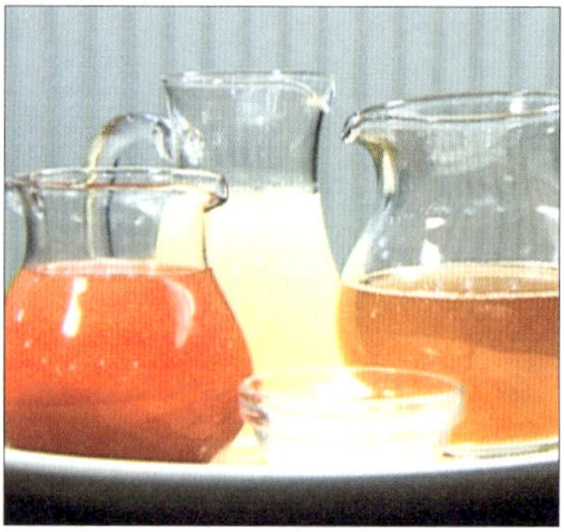

生脈飲に西瓜汁と梨汁をそれぞれ混ぜて飲むと良い

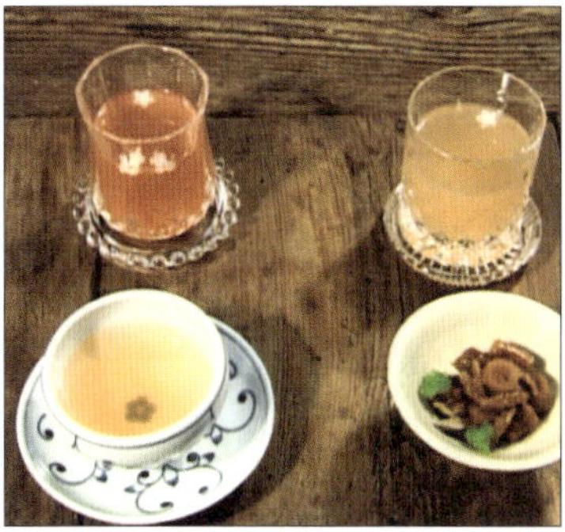

完成された生脈飲と梨汁、西瓜汁を混ぜたもの。生脈飲正果《チョングァ》を添えた

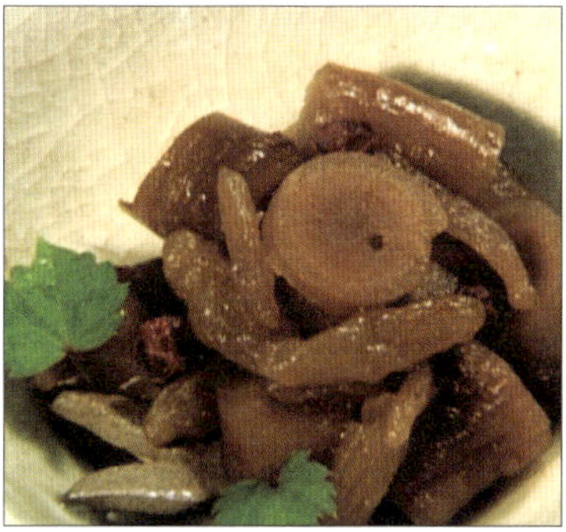

生脈飲正果:生脈飲を作る時に使った朝鮮人参と麦門冬を蜂蜜に混ぜて煮つめた。生脈飲と一緒に食べる

・材料：朝鮮人参50g、麦門冬30g、五味子30g、西瓜汁500g、梨半分、水1.5リットル、蜂蜜

1. 麦門冬と朝鮮人参と水1.5リットルを強火で沸かして、途中から弱火で1リットル程度になるまで煮つめる。
2. 五味子を入れて3分程度か、もっと沸かしたあと冷ます。
3. 西瓜汁や梨汁、蜂蜜で甘さを加味する。

五　穀

私たちが最も頻繁に食べる食べ物は飯だろう。東医宝鑑では穀物を大切に扱っており、中国の最高の医書である『黄帝内経』でも、穀物を利用して多くの病気を治すことができると記されている。

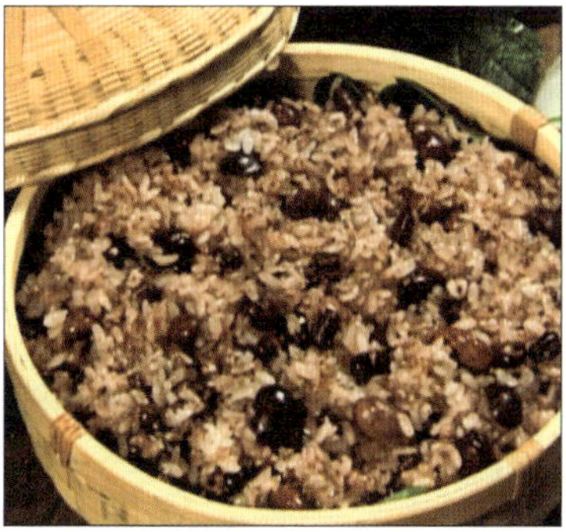

味もよく栄養面でも優れた五穀飯

穀物は、昔から最も重要な食べ物だった。性質がまろやかで味が甘く、排泄がよくできて人

には非常に良いと言われてきた。東医宝鑑に薬材として記載された穀物は100種余りになるが、近ごろ雑穀ご飯を炊く時に入れる代表的な五穀だけでも、穀物に含まれている薬用成分を簡単に活用できる。

• うるち米

うるち米は性質が穏やかで、味は甘く毒はない。胃気を穏やかにして太らせ、体の中を温め疫痢を止める。また気を養生して気づまりをなくしてくれる。

• もち米

もち米は性質が冷たくて味は甘くて苦みがある。また毒がない。中焦を養生し気を生じさせ、霍乱（急性胃腸病）を止める。しかし熱を多く生じさせ大便を固くさせ、長期間食べると体が弱くなる。

• 古米

古米は泥米ともいう。古米は気づまりをなくし、胃を調和させて下痢を止めて、五臓を養生し胃腸を整える効果がある。煮て食べるのが良い。

• キビとヒエ

キビは性質が温かく、味が甘く気を助け、中焦を養生するが毒が少しあり、長く食べると有害である。また五臓の機能に障害を起こしてひどく眠くなる。特に赤いキビの場合には咳をしながら吐き気がする時や霍乱（急性胃腸病）を治療する時に使われる。また、もちキビは大腸を順調にしたり、漆にかぶれ皮膚がただれたのを治療したりする。しかし五臓の精気が詰まり、風を起こすので頻繁に食べてはいけない。ヒエは性質が冷たく味が甘く毒がない。熱を治療して気を助け不足しているのを補うが、八穀の中では最も少なく食べるのが良い。

• 麦

麦は性質が温かく、味が甘くて毒がない。気を助け中焦を調和させ、下痢を止めて虚弱なところを補う。五臓を丈夫にし、長く食べると太り健康になり、体を潤す。殻麦は殻がついたままの麦の呼び名である。少し冷たく味が甘く毒がない。体を軽くさせ、脾臓と胃を養生し熱を下げ病気にならないようにする。長く服用すると、力が強くなって健康になる。ハダカムギは性質と味が麦と同じで、特に精麦粉は胃を整えて喉の渇きを止め、食べ物を良く消化させる。

• 大豆、フジマメ、エンドウ豆

大豆は性質が穏やかで毒がない。五臓を養生し中焦と十二経脈を良くして胃腸を温める。黒と白の2種類があり、黒いものだけを薬に使い、白いものはもっぱら食用のみに使う。特に大豆黄巻と呼ぶものは最高の黒い豆のことを言うが、これは腎に関連しているので腎臓病に良い。フジマメは黒い豆のことを言うが、これも腎に関わるので、腎臓病に良い。フジマメは性質が少し温かく、味が甘く毒がない。大豆と同様に中焦を調和させ、気を下ろしながら霍乱、下痢、嘔吐などに良い。エンドウ豆は中焦を養生して気を均一にしてその営みを順調にする。胃をすっきりさせて五臓を良くする。

色で選んで食べる食べ物

東医宝鑑では、人体を陰陽五行に基づいて臓器を分類し、その相生と相克の調和について書いてあるが、このような臓器の特徴と色に応じて利する食べ物を区分することができる。陰陽五行に属する色は緑・黄色・赤・白・黒の五つだが、この色に応じて、臓器を養生することができるのだ。

• 緑の食べ物

緑は肝臓と関連がある。緑の植物に豊富な葉緑素は、肝臓の疲れを癒し血液を浄化させる。また細胞の再生力を高めてくれて炎症を早く癒やし、抗がん作用もある。緑の代表的な食べ物であるほうれん草は、血液を良く循環させ詰まるものを解きほぐすという。

－代表的な食べ物：ニラ、チシャの葉（サンチュ）、ヨモギ

• 黄色の食べ物

黄色は消化器官と関連がある。黄色の食品にはビタミンが豊富で免疫力を高めてくれて、体内の血液の循環を助け老廃物の排出を助ける。慢性胃腸病の患者や消化力の弱い人は、カボチャや蜂蜜を長く服用すると大きな助けになる。

－代表的な食べ物：カボチャ、蜂蜜、パプリカ

• 白の食べ物

白の食べ物は肺臓、大腸と関連がある。白の食べ物には気管支の炎症と肺の機能を助けるサポニンがあり、喘息や咳の患者に良い。また炎症に起因する熱を下げることにも大きな助けになる。白いが、加工されたあと白に変わる白砂糖や小麦粉、白米などは

このような作用をしない。
−代表的な食べ物：朝鮮人参、桔梗、蓮根、梨

• 赤の食べ物

赤の食べ物は心臓と小腸に関連がある。昔は心臓を体の中にある赤い部屋だと思っていたが、実際にこの赤い色の食べ物と心臓の作用は、その相関関係が深いことが分かった。赤の食べ物は血液をきれいにしてくれて心臓を丈夫にする。また抗酸化作用に優れており、老化防止やがんの予防にも役立つ。
−代表的な食べ物：トマト、人参、牛肉

• 黒の食べ物

最近人気を得ている黒い食べ物は、腎臓と生殖器官に関連がある。また抗酸化作用に優れ、免疫力を高めて各内臓の動きを良くする。黒の食べ物を食べると髪が再び黒くなるという言葉があるように、体内の活性酸素の除去に良い効能があることが知られている。
−代表的な食べ物：黒ゴマ、黒豆、イカ墨

味で選んで食べる食べ物

色に応じて、臓腑とそれに良い食べ物を区分するように、味にもそれぞれの性質とそれが養生する臓腑がある。昔から人は口に合うように食べるのが良いと言って、食欲を維持して食欲を出すことを重要に考えていた。しかし最近、現代人は化学調味料と甘味、刺激的な味に慣らされて、様々な味覚を感じられずにいる。調味料が加味されていない純粋な素材の味を感じながら食べないと、体に薬になる食べ物を摂取することができない。

• 酸　味

酸味を好んで求める人は肝臓が弱いのだ。肝臓はアルコールだけでなく様々な体内の毒性物質と化学物質を分解するが、肝臓の機能が弱まると体がすぐ疲れ、体内に毒性物質が蓄積される。このような時に体の循環を良くし食欲を起こす酸味は、肝臓の機能改善に大きく貢献してくれる。酸味を出す食べ物は主にビタミンが豊富なので、体の疲れを癒し抵抗力も高めてくれるだろう。これらの効能が肝臓の疲れを癒すとともに、体の免疫力を高めてくれる。

• 苦　味

苦味を好んで求める人は心臓と小腸が弱いのだ。苦味は食べ物に含まれる有機物やマグネシウムなどの無機質から出るが、すべてが血液循環を助け、心臓の活動に役立つ物質である。苦味のあるコーヒーを適切な量で飲むと心臓病の発症率を下げるという研究結果も、この事実を裏づけている。ほとんどの薬草も苦味を持っているが、代表的な薬用植物である朝鮮人参も苦味が出る。朝鮮人参の苦味を出すサポニン成分も心臓を丈夫にし、体の気を補って免疫力を高めてくれる物質として知られている。

• 甘　さ

甘さを好んで求める人は脾臓や胃が弱いのだ。甘さは主にエネルギーを出す糖類に含まれているが、これは体内で最も吸収されやすい形で簡単に消化されてエネルギー源に変わる。通常、疲れたりストレスを受けたりすると甘い食べ物を探すことになるが、それは体が摂取したエネルギーをできるだけ早くエネルギーに変えて使用しようとするからである。胃が弱まれば消化と吸収がむずかしくなるので、この時に良いエネルギー源である甘い食べ物を摂取すると、すぐに気力を回復することができる。体が虚弱な子供や患者には消化されやすい形の甘い食べ物が大きな助けを与えて、風邪のような軽い病気の初期に甘い食べ物を食べると、簡単に乗り越えることができる。

• 辛　み

辛みを好んで求める人は肺臓や大腸が弱いのだ。辛みは韓国人が最も好きな味であるが、辛い食べ物を食べると体内の温度が上がって、老廃物の排出が容易になり血液の循環も良くなる。辛味は口の中の全体の刺激によって伝達されるので、食欲を増進させ消化も助ける。辛味を出す成分のうち代表的な物質はカプサイシンであるが、強力な抗酸化成分を持っており、微生物の繁殖を防ぐこともする。しかし皮膚や粘膜に刺激的なので、空腹時に食べたりすごく辛い食べ物をたくさん食べたりするのは良くない。

• 渋　み

渋味を好んで求める人は心包と三焦が弱いのだ。心包と三焦は韓医学で分類する人体の臓器であり、心包は心臓を取り囲んでいる膜を意味し、三焦は人体の温度を維持させるという韓医学上の臓器である。ふつう三焦が虚弱だと体が冷たくて、丈夫だと体が温かいと言うが、現代医学的には三焦をリンパ系として見たりもする。心包が弱いと心臓の精気が詰まり、三焦が弱いと体が冷たくなり経脈の流れが詰まる。また体が腫れて重くなり、理由のない痛症が現れるそうだ。渋みも辛みと同じく口の中の全体を刺激する味であるが、ふつうはまだ熟していない果物や芽から出る。

渋みを出す代表的な物質であるカテキン成分は、抗酸化作用に優れ体内の毒性物質を除去し、抗がん効果に優れている。また少し渋みを出すキノコも立派な抗がん食品として認められている。しかし、腐敗した食べ物や一部毒性物質も渋みを出すので注意しなければならない。

東医宝鑑に書いてある味の効果

酸入肝 辛入肺 苦入心 鹹入腎 甘入脾
酸味の物質は肝臓に作用し、辛味の物質は肺に作用し、苦味の物質は心臓に作用し、鹹（塩）味の物質は腎臓に作用し、甘味の物質は脾臓に作用する。

－東医宝鑑の雑病編

●日本語版　翻訳・監訳

【翻訳】

市川　剛　4/52クリニック 設立代表, 医学部予備校 YMS 代表

朴 貞 境　慶熙大学 国際韓医学教育院, YMS スタッフ

【監訳】

曺 基 湖　慶熙大学 国際韓医学教育院 院長

大村和弘　4/52クリニック 代表

KBS 東医宝鑑（上巻）

初版発行 ●2013年 7 月10日

原著

ピョ・マンソクPD

翻訳

市川 剛　朴 貞境

監訳

曺 基湖　大村和弘

発行者

薗部 良徳

発行所

㈱産学社

〒101-0061 東京都千代田区三崎町2-20-7 水道橋西口会館7F　Tel. 03（6272）9313　Fax. 03（3515）3660
http://sangakusha.jp/

印刷所

シナノ書籍印刷㈱

ISBN 978-4-7825-5096-0 C0047